作業療法臨床実習マニュアル

指導者と学生のために

編著 山口 昇

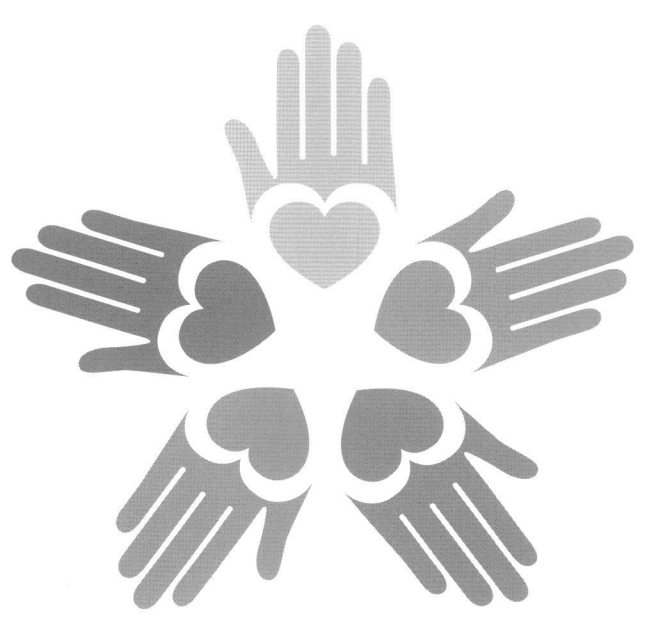

三輪書店

執筆者一覧

編集

山口　昇　　社会医学技術学院 作業療法学科・学科長

執筆（執筆順）

山口　昇　　社会医学技術学院 作業療法学科・学科長
（第Ⅰ部, 第Ⅱ部第1～3章・第4章第7節以外・第5, 6章 担当）

永井洋一　　新潟医療福祉大学 医療技術学部 作業療法学科・准教授
（第Ⅱ部第4章第7節 担当）

奈良篤史　　東京大学医学部附属病院 リハビリテーション部・副技師長
（第Ⅲ部第1章 担当）

片岡良子　　社会医療法人財団 石心会 埼玉石心会病院 リハビリテーション室・係長
（第Ⅲ部第2章 担当）

山田裕子　　医療法人社団 謙和会 荻野病院 リハビリテーション科・主任作業療法士
（第Ⅲ部第3章 担当）

長谷川直子　医療法人社団 永寿会 恩方病院 リハビリテーション科・科長
（第Ⅲ部第4章 担当）

佐々木清子　心身障害児総合医療療育センター リハビリテーション科 作業療法科・係長
（第Ⅲ部第5章 担当）

間　牧子　　医療法人社団 仁和会 介護老人保健施設 みそのぴあ 生活リハビリ科・科長
（第Ⅲ部第6章 担当）

堀　奈都恵　公益財団法人 大原記念倉敷中央医療機構 倉敷中央訪問看護ステーション
（第Ⅲ部第7章 担当）

はじめに

　分からなかったことが分かる，理解できるということは，本来はワクワクと心躍る体験だと思うのですが，こと実習に関しては，そうではないようです．実習終了後に学生の感想を聞くと，そのほとんどは「実習は辛いもの，苦しいもの，二度と経験したくないもの」のようです．今，実習を指導している大半の方も，学生の頃を振り返ると，そうではないでしょうか．

　そうなってしまう原因にはいろいろなものが挙げられるでしょう．現在ではずいぶん改善されてきたと思いますが，卒業して国家資格を取得するとすぐに一人前の作業療法士として扱われるという，他の医療職では考えられないような状況がまだあります．そのため，独り立ちできるような知識と技術を卒業する前までに身につけて欲しいという焦りが指導者にあり，学生に対してはそれが過剰な要求となるのかもしれません．もちろん，学生の側に実習に対する甘えがあることも否めないでしょう．

　その他，挙げればきりがないと思いますが，本書の基礎編は次の2つの問題に焦点を当てて構成しました．第1は，指導者の養成体制の希薄さの問題です．指定規則では，作業療法士としての臨床経験が3年以上あれば実習指導ができるとされています．しかし，私たちは指導者としての教育を受けているわけではありません．学生教育に当たって依るすべは，良きにつけ悪しきにつけ，自分（指導者）の学生時代の経験しかありません．実習を教育として成立させ，作業療法士という専門職の質を高めるには，実習教育を論じた書籍が必要であると考えていました．

　本書では，実習の教育的意義から始めて，実習開始までのステップや指導方法，実習評価などに幅広く触れ，一読していただければ学生教育に必要な情報が得られるようにしました．また，チェックリストと対話形式のページを採用したことが本書の特徴の1つです．本文を読んだ後，自分の考えと施設に合うように空欄を埋めていけば，実習指導に不慣れな，あるいは不安な指導者でも，自分の経験にのみ頼ることなく実習指導が可能なように配慮してあります．

　第2は用語の問題です．処方（依頼）から評価，治療，再評価という大まかな流れは共通認識となっていますが，そこで使われている用語の定義は曖昧で，人によってさまざまなようです．本書では，「第3章　評価から治療実施まで」において問題解決のプロセスにしたがって，そこで使われる用語について定義や考え方などを提示してあります．使用する用語についても共通認識をもつことは，指導者と学生がコミュニケーションをとるための第一歩だと思います．

近年，問題になることが多い学習困難な学生への対応については，永井洋一 氏に執筆をお願いしました．また，実践編では，私が信頼をおき，作業療法の各領域で優れた実習指導を行っておられる方々に執筆を依頼しました．近年の学生の理解，実習指導上の工夫，学生の生の声など，実習指導を行う際の参考になることが数多く記載されています．

　最後に，学生が本書を読むことで，実習開始までに指導者がどのような受け入れ準備をしているのか，学生指導をするためにどれほどの労力を費やし，あるいは配慮しているのかを知って欲しいし，実習ではどのような流れで何が行われるのか，自分に何が期待されているのかを知ったうえで，萎縮することなく実習を経験して欲しいと考えています．本書が指導者と学生のコミュニケーションツールとなることを期待し，あえて「臨床実習指導マニュアル」とはせずに「臨床実習マニュアル」という題にした理由はそこにあります．

　本書は十数年前から企画を温めてきたものです．2000 年，2004 年とハンドアウトの冊子を作り，この企画を正式な書籍にして出版したいと何回か交渉しましたが，実習というマイナーな領域に興味をもち，引き受けていただける出版社はありませんでした．ここにようやく長年の夢が実現することになりました．出版を快諾していただいた三輪書店の社長 青山　智 氏，企画・編集で助言をいただいた川村隆幸 氏に感謝いたします．

　「学びは楽しいんだ」，「作業療法士の道を選んで良かった，間違いなかった」と喜びをもって終われるような実習が，より良き後継者を育てることにつながると信じています．

　　　2013 年 6 月 6 日

　　　　　　　　　　　　　　　　　　　　　　　　　　　山口　昇

目 次

第Ⅰ部 プロローグ　3

第Ⅱ部 基礎編

第1章 臨床実習の教育的側面を考える　7
第1節　臨床実習の教育的意義はどこにあるか　7
1　臨床実習は統合学習である　8
2　臨床実習は応用学習である　8
3　臨床実習は参加型体験学習である　8
4　臨床実習は感覚・感性を介した学習である　9
5　臨床実習は職業教育である　9
第2節　臨床実習で学ぶことは何か　9
第3節　指導者・学生・教員ともに意識改革をしよう　10
1　養成校として，学生の到達目標と指導方法について明確に提示と要望をする　11
2　学生の特徴と学生が受け入れやすい学習方法を提示する　11
3　指導者と教員が連携して学生指導を行う　11

第2章 初めての臨床実習指導──臨床実習の受け入れから開始までのステップ　13
第1節　施設条件・制約条件の確認　13
第2節　実習受け入れの決定　16
第3節　指導者会議への参加と学生との面談　18
第4節　実習スケジュールの作成　18
第5節　指導者間の打ち合わせ　18
第6節　施設内での事前準備　22
第7節　オリエンテーション　23
1　オリエンテーションの内容　23
2　施設オリエンテーションの目的　23
3　実習スケジュールの提示　23
4　実習指導の枠組みの提示　23

第3章 評価から治療実施まで──共通言語の理解　27
第1節　評価　27
1　情報収集　27
2　検査などの計画立案　28

  3　検査などの実施………………………………………………………29
  4　評価のまとめ…………………………………………………………29
 第2節　治療計画立案………………………………………………………37
  1　治療計画立案時の考慮点……………………………………………37
  2　治療理論・治療モデル………………………………………………37
  3　治療手段の決定………………………………………………………38
  4　治療時間・頻度の決定………………………………………………39
  5　段階づけの検討………………………………………………………39
  6　治療計画の評価………………………………………………………39
 第3節　治療実施……………………………………………………………41

第4章　臨床実習の指導方法……………………………………………43
 第1節　臨床実習における指導者の役割…………………………………43
  1　専門家モデル…………………………………………………………44
  2　調整的役割……………………………………………………………44
  3　支持的役割……………………………………………………………44
 第2節　現代学生の理解……………………………………………………46
 第3節　意欲・自主的学びを引き出すために……………………………47
  1　意欲・自主的学びが生まれる循環…………………………………47
  2　自己効力感を高めるための実習計画………………………………47
  3　フィードバックの重要性……………………………………………49
 第4節　経験知の形成過程…………………………………………………50
  1　経験知とは……………………………………………………………50
  2　熟練者と初心者の問題解決パターンの違い………………………50
  3　「経験知」の形成プロセス……………………………………………50
  4　「経験知」を伝える前提………………………………………………51
  5　「経験知」の指導・教育方法…………………………………………52
 第5節　段階的指導方法の提言……………………………………………52
 第6節　臨床実習課題と学生指導…………………………………………53
  1　臨床実習における課題のあり方……………………………………53
  2　課題展開と学生指導の具体例………………………………………54
 第7節　実習困難を示す学生への対応――発達障害を有することが推測される場合………62
  1　はじめに………………………………………………………………62
  2　事例紹介………………………………………………………………62
  3　発達障害とは…………………………………………………………63
  4　発達障害傾向のある学生が示しやすい特徴………………………64
  5　養成校での対応………………………………………………………65
  6　指導者の対応…………………………………………………………67
  7　養成校と指導者の協力・連携………………………………………70
  8　実習成績評価と進路…………………………………………………71

第8節　実習中のハラスメント ········· 72

第5章　臨床実習の学生評価　75
第1節　教育評価の2つの側面 ········· 75
第2節　学生評価の基本的考え方
1　学生評価の種類 ········· 75
2　教育評価の領域と評価方法 ········· 76
3　臨床実習における学生評価 ········· 80
第3節　指導者側の評価 ········· 87

第6章　臨床実習の終了　89

第III部　実践編

第1章　身体障害領域──急性期施設（大学病院）　93
第1節　施設の概要 ········· 93
第2節　実習指導実績 ········· 95
第3節　実習スケジュールと指導上の工夫 ········· 96
第4節　学生からの感想・意見 ········· 102
第5節　実習指導を経験しての感想・意見 ········· 104

第2章　身体障害領域──急性期施設（一般病院）　107
第1節　施設の概要 ········· 107
第2節　実習指導実績 ········· 107
第3節　実習スケジュールと指導上の工夫 ········· 108
第4節　学生からの感想・意見 ········· 113
第5節　実習指導を経験しての感想・意見 ········· 116

第3章　身体障害領域──回復期施設　119
第1節　施設の概要 ········· 119
第2節　実習指導実績 ········· 122
第3節　実習スケジュールと指導上の工夫 ········· 123
第4節　学生からの感想・意見 ········· 126
第5節　実習指導を経験しての感想・意見 ········· 130

第4章　精神科領域　131
第1節　施設の概要 ········· 131
第2節　実習指導実績 ········· 131
第3節　実習スケジュールと指導上の工夫 ········· 132

第4節　学生からの感想・意見 ･･ 136
　　第5節　実習指導を経験しての感想・意見 ･････････････････････････････････････ 137

第5章　発達障害領域　139
　　第1節　施設の概要 ･･･ 139
　　第2節　実習指導実績 ･･･ 140
　　第3節　実習スケジュールと指導上の工夫 ･････････････････････････････････････ 140
　　第4節　学生と指導者からの感想・意見と課題 ･･････････････････････････････････ 144
　　第5節　実習指導を経験しての感想・意見 ･････････････････････････････････････ 148

第6章　高齢期障害領域　149
　　第1節　施設の概要 ･･･ 149
　　第2節　実習指導実績 ･･･ 149
　　第3節　実習スケジュールと指導上の工夫 ･････････････････････････････････････ 150
　　第4節　学生からの感想・意見 ･･･ 159
　　第5節　実習指導を経験しての感想・意見 ･････････････････････････････････････ 160

第7章　地域リハビリテーション領域　163
　　第1節　施設の概要 ･･･ 163
　　第2節　実習指導実績 ･･･ 168
　　第3節　実習スケジュールと指導上の工夫 ･････････････････････････････････････ 169
　　第4節　学生からの感想・意見 ･･･ 174
　　第5節　実習指導を経験しての感想・意見 ･････････････････････････････････････ 175

索引 ･･･ 177

サイドメモ
- その言葉は正しいの？　①患者さま ･･ 16
- その言葉は正しいの？　②バイザー ･･･ 22
- 学生情報の取り扱い ･･･ 25
- その言葉は正しいの？　③手段的日常生活活動 ･････････････････････････････････ 28
- 評価とは？ ･･ 30
- 「全体像」って何？ ･･･ 35
- その言葉は正しいの？　④介入 ･･ 37
- その言葉は正しいの？　⑤リハビリする ･･ 40

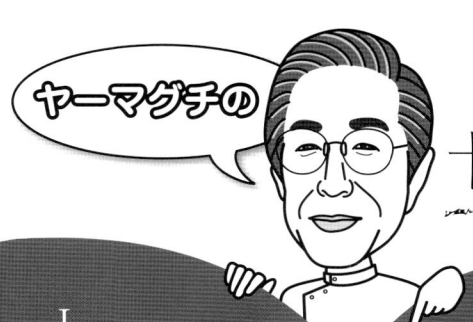

ヤーマグチの十戒（実習の心得十箇条）

I 未知との出会いを「楽しい」と感じられるよう価値観の転換を図れ

「楽しい」とは面白おかしいことではない．未知（現象，知識，人，環境…）との出会いを楽しいと感じられるよう価値観の転換ができなければ，実習は苦しいだけ

II 実習は学びの場であり，試される場ではないことを再確認せよ

実習は「上手くやってみせる」場ではない．あくまでも対象者（患者）を通しての学びの場である．「（学生）評価」は最終的についてくるもの．「評価」だけを意識していたら何もできないまま終わる

III 完璧，正解のみを求めるなかれ

現場のOTだって失敗しながら，いろいろ試しながら，対象者のための最善の方法を探している．学生が最初から完璧にできるわけはないし，正解やhow-toなどが常にあるわけでもない

IV 失敗を恐れるなかれ

学生なら失敗して当たり前．次から修正していけばよい．ただし，修正が利かない学生は…（「仏の顔も三度」という言葉もあるからね～）

V ちょっとキツイ指摘・指導を受けた位でめげるな

あなたの人格のすべてを否定しているのではないから，熱意があふれているのだから（あふれすぎているかもしれないけれど），感謝の心で受けとめて

VI 指導は素直に受け入れよ

長～い指導時間の後，（学生）「わかりました．でも，私はこう思うんです」．（指導者の心の声）「何だこの学生，今までの時間は何だったんだ．時間とエネルギーを返せ」．討議・討論をすることと頑固，柔軟性のなさは同義ではないゾ

VII 時間は有意義に使え

実習地には学びの要素があふれている．目を見開いて，耳を立てて，好奇心をもって，すべてを吸収しよう．「技は盗むものなり」．机にかじりついているなんてもったいない，あり得ない．レポートはすべてが終わってから書こう

VIII 「ほうれんそう」を忘れるな

実習のトラブルの最大の原因は学生の知識・技術の不足ではない．コミュニケーションがとれていないこと．朝夕の挨拶，「報告・連絡・相談」は社会人の基本．学生だって同じ．明るい声で（明るい声と大きい声は違うからね）挨拶を．何かをする前に…，迷ったら…相談．何かが終わったら…，レポートの期限を守れなかったら…報告．片づけも忘れずに，率先してやろう

IX 「学校では習っていません」と即答するのは禁忌なり

「ホントに習っていないの？」，「忘れたんじゃないの？」，「授業への参加意識が薄かったんじゃないの？」よく考えて．復習と準備を十分に．もし習っていなければ勉強すれば良い

X すべての人，物に感謝の心を忘れずに

指導者も対象者もあなたのためのボランティア．できればやりたくないのが本音．実習地の人も学校の教員も，あなたのために時間と労力を提供している．素直に感謝の心と言葉を．そして，それに応えるには自分は何をすべきか…考えるまでもないとは思うけれど

第Ⅰ部
プロローグ

登場人物は，総合実習が2週目に入ったばかりの学生，そして今回が初めての実習指導となる卒業後4年目の指導者である．

【ある日の作業療法室でのエピソード】
　片麻痺の患者さんが端座位からの立ち上がり動作を練習しているが，なかなか立ち上がれない様子である．それを見学していた学生に指導者が質問をする．
指導者：「患者さんが立ち上がれないのは，どうしてだと思う？」
学　生：（しばらく考えて）「わかりません」
指導者：「もっとよく考えてごらん」
学　生：（またしばらく考えて）「筋力が弱いからでしょうか？」
指導者：「違うでしょ．片麻痺の患者なんだから，筋力じゃないでしょ」
　　　　　「動作をよく観察して，動作分析をして，原因を明日までにレポートにまとめてきて」

【翌日，スタッフルームで】
学　生：（レポートを手渡しながら）「これで良いでしょうか？」
指導者：（レポートをザッとチェックして）「違うな〜．全然ポイントがみれてないじゃない．インターン実習なのに，こんな調子じゃOTになれないよ．センスないんじゃないの？」
学　生：（反論することもできず，萎縮してしまい，そのまま黙り込んでしまう）

　この後，指導者はこの指導方法を変更することなく，最終日まで継続する．指導者はこの学生のことを「基礎が理解できていない，質問ができない，積極性がない」と思い込んだまま，学生評価をしてしまった．
　筆者の経験からは，このエピソードはそう珍しい光景ではなく，むしろありふれた実習指導の一コマであると思う．
　読者は，このエピソードにいくつの，そしてどのような問題点を見出しただろうか．その回答は本書に記載してあるので，このエピソードを心にとめながら読み進めて欲しい．

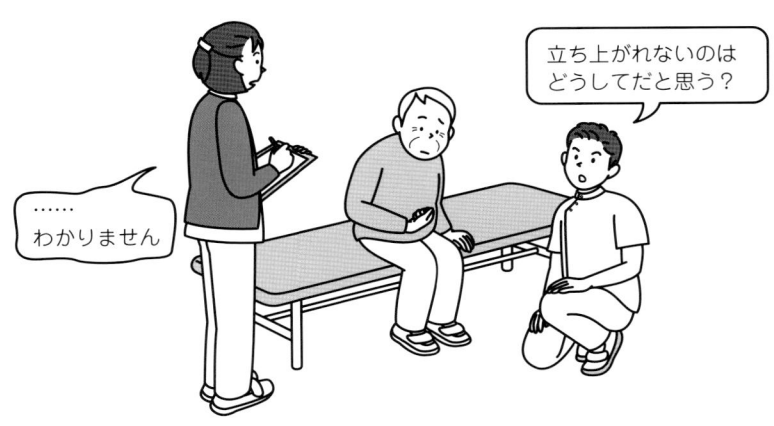

第II部
基礎編

1 臨床実習の教育的側面を考える

　作業療法士（OT）は，1964年（昭和39年）に身分法が成立し，1966年に国立療養所東京病院附属リハビリテーション学院から学生が卒業して日本で初めて誕生した．医療職の中では比較的新しい職種とはいえるものの，45年以上が経過したことになる．しかし，この間，臨床実習（以下，実習）に関しては，実習時間の改訂やいくつかの提言はなされてきたものの，基本的な指導方法は変わらないまま現在に至っている．

　実習は18単位（理学療法士作業療法士学校養成施設指定規則による作業療法教育の総単位数は93単位，専門分野に絞ってみると53単位）であり，総単位数の約5分の1，専門分野の約3分の1を占めている．これを時間数でみると約800時間となる．その占める割合からも，養成校の教員（以下，教員）および臨床実習指導者（以下，指導者）ともに，実習がOT教育の総まとめとして重要であるという共通認識はあるものと思われる．しかし，実習指導のみならず養成校で教育に携わる者でも教育の専門家ではなく，**学生教育や指導に関する教育を受けないまま，学生教育に当たっている**ところに重要な問題がある．実習だけをみても，学生教育はそれぞれの指導者の経験（つまりは指導者が学生時代に受けた教育方法）に基づいてなされており，「プロローグ」に示したように，教育的なあるいは系統的な方法論がとられているとはいえない場面を見受けることがある．そのために，学生・指導者ともに不要なストレスにさらされることも多いようである．

　実習教育を考えるときには，実習の教育的側面と教育方法論（指導方法論）の2つの視点に立って考える必要があろう．本章では，まず前者について考えることにする．

1　臨床実習の教育的意義はどこにあるか

　教員は，実習を終えて帰ってきた学生が，「学校ではわからなかったことが，実習ではよくわかりました」，「実習で初めてわかりました」などと口にするのを一度は経験していることだろう．筆者もその一人であり，「学校でもちゃんと教えているのに…」と，養成校での教育（学内教育）に無力感を感じたりもしている．

　これはなぜだろうか．その答えは，学内教育と実習における教育の差異，言い換えれば，**実習の特徴や実習でなければ学べない点が何であるか**を考えることによって明らかになる．また，このことによって実習がなぜ必要であるか，つまり実習の教育的意義を

明確にすることができる．
　臨床実習の教育的意義は，次の5点にまとめることができると考える．

❶ 臨床実習は統合学習である

　学内教育は大きく分けて基礎分野，専門基礎分野，専門分野の3領域で行われている．それぞれの分野は，運動機能の治療を例にとっても，解剖学・臨床医学・運動学・作業療法評価学および治療学などのように，それぞれが独立した科目として縦割りで教育されている．段階的に学習を進めるという点では，このような教育順序は仕方がないのかもしれない．

　実習では，学生は基礎疾患そして／または合併症を抱えた対象者を担当し，評価から治療までを一貫して行うことになる．学生は頭の中でそれまでに縦割りで学んだ学習内容を一挙に統合し，関連づけなければならない．これは，学生にとっては初めての体験であり，学内教育と臨床場面での大きなギャップや困難さを感じていると思われる．

　近年，このようなギャップを埋めようとして，学内教育でもさまざまな教育方法が工夫されてはいるものの，臨床という圧倒的な場では，学生は「頭が真っ白」になってしまうのだろう．

❷ 臨床実習は応用学習である

　学内教育は基礎学習の場であるといえる．ところが，実習では同じ診断名や障害名であっても，OTとして取り組まなければならない個々の対象者の問題はさまざまである．したがって，作業療法評価および治療で重点をおかなければならない点も対象者によって異なってくる．

　学生は個々の対象者に応じて基礎学習内容の取捨選択，あるいは応用をしなければならない．たとえば，筋力検査での筋力段階の細かい判断や，基本的方法で実施できないときの変則的方法である．このような応用は学生にとってはおそらく困難であり，指導者の指導が必要である．これは，学生のためでもあるが，むしろ対象者に心身的・時間的不利益をもたらさないために必要である．

❸ 臨床実習は参加型体験学習である

　実習は学生が能動的に参加することで成立する．そして，作業療法評価から治療までを実際に体験することで成り立つ学習である．このような学習形態は**参加型体験学習**といえる．参加型体験学習には観察・体験・集約という3つの形態が考えられる．

　観察学習の例としては，指導者や他の有資格者が行う対象者の治療やケアを見学すること，対象者の病棟での生活状況を観察することなどがある．この場合には，学生はただ見学するのではなく，目的意識をもち，観察したことを自分の知識と照合し，まとめ，わからない点は自ら補い，自分の実習に結びつけるようにすべきである．

　体験学習は実習の主たる学習方法である．対象者の評価および治療を実際に体験することは学内教育では得られない貴重な機会である．この貴重な機会を生かすには，学生は能動的に参加し，自分の知識や五感を十分に活用するようにしなければならない．

　集約学習は実習の総まとめの意味をもつ．対象者の評価および治療から得た経験，そ

の過程で学んだ知識を統合して，作業療法への洞察を深める．これを形にしたものが症例報告書であるといえる．

❹ 臨床実習は感覚・感性を介した学習である

学内教育は概念的な学習が主体である．たとえば，「痙縮」や「筋緊張」について頭では（概念的には）理解できるだろう．また，実技については，学生などの健常者を対象とした練習は行えるだろう．

実習では概念的に理解したことが五感を通して経験される．これは身体機能に限ったことではなく，対象者の精神状態や反応を含めてである．学内教育で学んだ心身機能と障害を感覚・感性を介して体験し，理解を深めていくことが実習の醍醐味である．「学校ではわからなかったことがわかる」という学生の言葉は，まさにこの感覚・感性を介した学習によるものである．

❺ 臨床実習は職業教育である

実習期間の長さからも，実習においては指導者との関係では学生であっても，対象者や他部門の職員などからはOTとしての言動を期待される．診療報酬の請求や対象者の報告書などを期限内に作成するといった管理業務も，模擬的にではあれ遂行することもある．

このように，実習では対象者の評価および治療だけでなく，職業人として働くための責務や責任をも含めて学習しなければならない．まさに，実習は学術的な教育だけでなく，一種の職業教育であるといえる．

2 臨床実習で学ぶことは何か

「実習で学ばなければならないこと」を考えるときには，本来ならば実習単体でなく，卒前・卒後教育の一連の流れを考慮する必要がある．このことは実習における学生の到達目標（学習目標）にもかかわってくる．1988年にカリキュラムの大綱化がなされ，各養成校が独自の教育内容を実施できるようになり，また体系的かつ統一的な卒後教育も実施されていない現状では，共通した最低限の「実習で学ばなければならないこと」を規定するのは困難かもしれない．

しかし，筆者は実習での最低限の学習内容を**問題解決のプロセス**および**問題解決の技能**と考えている（図1）．それは次のような理由による．

限られた実習期間の中で，学生が将来出会うであろうすべての対象者を経験するのは当然ながら不可能である．評価および治療の技術についても同様で，近年では多様化しており，それらすべてを一朝一夕に習得できるものではない．それなら学生は実習において何を学べば良いのか？　実習で担当することになった個々の対象者の評価および治療に必要となる知識・技能は当然，学ばなければならない．さらに，そのプロセスを通して，普遍的にどのように思考し，行動すれば良いのかという，応用技能の基礎ともいうべき問題解決法の学習とその習得こそが学生の将来に役立つものであり，実習で学ば

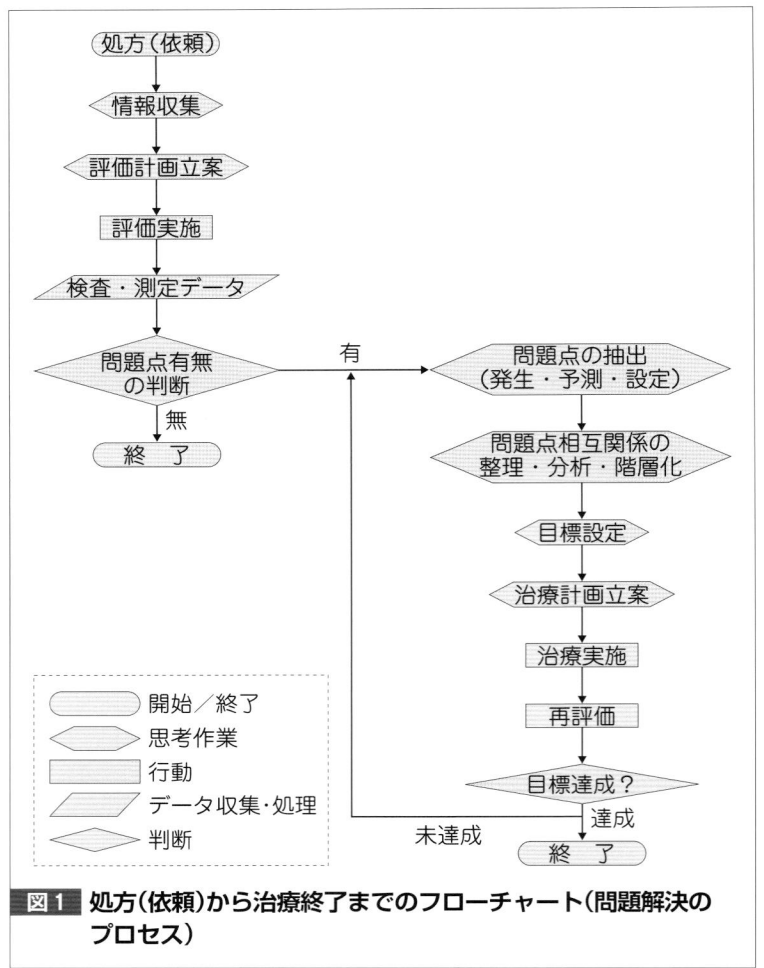

図1 処方（依頼）から治療終了までのフローチャート（問題解決のプロセス）

なければならない最低限の学習内容であると考える．その意味からも，学生は実習において評価から治療の一連のプロセスを経験すべきである．

3 指導者・学生・教員ともに意識改革をしよう

　以上みてきたように，実習は学内教育と両輪をなす，あるいはそれ以上の価値をもつものといえる．指導者も学生・教員もこのことを意識し，従来の指導者に「お任せ方式」の実習ではなく，相互に協力して実習をより良いものにしていく努力が必要である[1]．

　学生は自身の合否を気にするあまり萎縮して，もてる力を発揮しきれないという．指導者は「学生教育・指導」というよりも，学生評価のために「減点主義」や学生のできないところを探すといった視点に立って学生を「観察」する．教員は実習地を失うことを恐れ，学生-指導者間の関係に深入りすることを避ける．今の実習では，そう珍しい光景でもないと思う．

実習をより良いものにするには，指導者・学生・教員の3者がともに意識改革をする必要がある[2]．筆者が以前，指導者をしていたときには，実習開始時に学生に対して「楽しい実習にしよう」，「楽しい実習だったといって終われるようにしよう」とオリエンテーションをしていた．ここでいう「楽しい」とは，もちろん「おもしろおかしい」ことではない．知らなかったことを知ることができた喜び，漠然としていた知識が整理されて体系化される喜び，概念的な知識が実体験を伴った知識となる喜びを楽しめるようにしようという意味である．学生はこのような意識改革をしなければ，実習という貴重な機会を有効に生かすことができないだろう．そのためには，学生は失敗を恐れることなく対象者や他者とかかわり，わからないことを自ら調べるといった能動的態度が必要である．

　指導者と教員は学生教育という観点から，もっと連携する必要があるだろう．少なくとも，今の「お任せ方式」からの脱却を図り，教員がもっと実習に関与し，教員と指導者が相互に協力できる方法を模索すべきであろう．

　現在の状況においても可能性のある点として，次のようなものが考えられる．

❶ 養成校として，学生の到達目標と指導方法について明確に提示と要望をする

　養成校が急増し，実習を引き受けてくれる施設探しに苦労している中では，養成校としても指導者に各種の要望をすることは難しいかもしれない．しかし，実習は養成校教育の一環としてなされるものであるから，養成校として学生の到達目標と指導方法について提示すべきだろう．

❷ 学生の特徴と学生が受け入れやすい学習方法を提示する

　学生の特徴やプロフィールについては，学生に対して先入観をもつことになるので知らないほうが良いとする指導者もいる．しかし，後述するように近年の学生像は変化しており，学習に困難を示す学生も増えている．実習という限られた期間を有効に使うためにも，学生の特徴と学生が受け入れやすい学習方法を提示することは必要だろう．

❸ 指導者と教員が連携して学生指導を行う

　ある調査[3]によれば，指導者が実習の中で最も時間を割いているのは，書かれたもの（デイリーノートやレポート）のチェックであるという．確かに，業務終了後，夜遅くまで指導されたと報告する学生もいる．それは，指導者の熱意の現れかもしれないが，学生のレポートや症例報告書が指導者の実習指導の成果や評価になると考えてはいないだろうか．前述したように実習でなければ経験できないことは多々あり，レポートなどの書かれたもののチェックや指導に多くの時間を割くことはもったいない．対象者の評価のまとめや治療計画，症例報告などの認知（知識）領域については，教員が何らかの方法で指導するようにすれば，指導者の指導時間を少しでも軽減できるだろう[1]．特に，症例報告書は実習終了後，教員が指導して書かせ，指導者にフィードバックすることは十分に可能だろう．

文　献

1) 山口　昇：作業療法臨床実習の問題と実習指導—「経験」を伝える実習から「経験知」を伝える実習へ．OTジャーナル　**39**：1238-1245，2005
2) 山口　昇：臨床実習に対する意識と指導方法を変革しよう—教育者の立場から．ぐんま作業療法研究　**14**：52-56，2011
3) 大貫淳子，山口　昇：学生からみた臨床実習の実態調査．平成20年度群馬大学医学部保健学科卒業研究論文集，2008

初めての臨床実習指導
―臨床実習の受け入れから開始までのステップ

　初めて実習指導を引き受けるときには，どのような点を考慮し，何を準備すれば良いか迷うことだろう．本章では，事前準備，実習受け入れの決定，養成校との打ち合わせ，実習開始時のオリエンテーションまでの流れについて述べる（**図2**）．

　本章以降のチェックリストと対話形式のページは，これらの実習のステップを順に1テーマ設定し，そのテーマの目的，アクション，ワンポイントアドバイス，具体的な行動などを盛り込んだ構成になっている．これらを読んだ後，自分の考えと施設に合うように空欄を埋めていけば，実習指導が初めての指導者でも学生指導が可能なように構成してある．

　学生は，これらの流れを読んで，実習が開始されるまでにどのような努力がなされているか知って欲しい．そして，その努力に応えるような実習をして欲しい．

1　施設条件・制約条件の確認（図3）

　制約条件とは「その人の立場ではいかんともしがたい，取り除くことのできない困難な客観的情況」であり，「制約条件があるために目標達成の手段と活動が制限される」ものである[1]．制約条件の例としては，施設の設立目的や運営方針，対象者の種別や在院可能な期間，職員数，作業療法室の規模，備品などが考えられる．また，指導者および学生の知識・技術も制約条件に含むことがある．

　ここで制約条件を確認するのは次のような理由からである．実習施設は実習専用の施設ではなく，指導者にとって実習指導は主業務ではなく，その他の業務に位置する．また，施設の運営方針や設備，スタッフの動向などによって臨床活動そのものが制約を受ける．たとえば，急性期施設（病院）ではスタッフの意向にもかかわらず，対象者が早期の転院を余儀なくされることもある．維持期の対象者が主体の施設では，学生に急性期の対象者を経験させたいと思ってもそれは不可能である．指導者が学生教育に不慣れであれば，十分な学生指導が行えないかもしれない．

　このように，施設として提供できる環境には制約があり，養成校の希望をそのまま実現できない可能性もある．そこで，現状の中で自分の施設では可能なこと，不可能なことを明確にし，実現可能な実習内容についての養成校と施設での共通認識や学生の到達目標を明確にしておく必要がある．さらには，養成校の希望が実現不可能と判断される

> **テーマ：実習開始までのステップ**

以下の項目に従って準備する

- ☐ 施設条件・制約条件の再確認 ⟶ 図3．施設条件・制約条件の再確認
  自施設の制約条件を再確認し，学生に提供できるものをまとめる

- ☐ 実習受け入れの決定 ⟶ 図4．実習受け入れの決定
  養成校との間で学生の指導方針，指導内容，課題，要求水準，養成校の関与内容，緊急時の対応などについて合意を得て，文書化する

- ☐ 指導者会議への参加と学生との面談 ⟶ 図5．学生との面談
  学生と面談し，希望を聞くとともに事前準備すべきことを伝える

- ☐ 実習スケジュールの作成 ⟶ 図6．実習スケジュールの例
  実習内容，課題，学生の到達目標を確認し，実習スケジュールを作成する

- ☐ 指導者間での指導方法に関する合意を得る ⟶ 図7．指導者間の打ち合わせ
  複数の指導者で学生指導を行う場合には，指導方法，作業療法に対する考え方などを統一する．また，指導者間での学生評価の方法，基準，時期に関する合意を得る

- ☐ 施設内での周知
  関連する部署に実習期間，実習目的，学生名などを連絡し，協力を依頼する

- ☐ 学生が担当する対象者を決め，了承を得る

- ☐ 学生の学習環境の準備
  - ☐ 更衣室，ロッカーの準備
  - ☐ 机，椅子の準備
  - ☐ 食事の予約
  - ☐ 寮または宿舎の手配

- ☐ オリエンテーションの内容，担当の決定 ⟶ 図8．オリエンテーションの内容例

図2　実習開始までのステップ

テーマ：施設条件・制約条件の再確認	アクション：施設の条件を以下の流れに沿って見直す
目的：施設の制約条件を再確認する	ワンポイントアドバイス：養成校の教育は全般的なものであるが，臨床施設でそのすべてを提供できるとは限らない．自施設の制約条件を見直すことは，学生に提供できるものを明確化することに役立つ

1．私の施設は
　①施設種別：

　②疾患時期：

　③平均在院期間：

　④リハ（作業療法）の平均実施期間：

　⑤主な転帰先：

　⑥作業療法士数，人事の見込み：

　⑦業務上，学生受け入れが可能か：

2．主に対象としている対象者は：

学生に提供できるものは

提供できないものは

図3　施設条件・制約条件の再確認

ときには，実習指導を引き受けないことも責任ある選択肢の1つであるといえる．

　忘れがちなことであるが，人事面での予測も考慮しておく必要がある．OT という専門職集団は女性が多い，若い集団である．この構成から想定されることは，結婚と出産，子育てと，まさに第三の人生のまっただ中にある集団ということである．若者の価値観が変わってきたといえども，家事の負担は女性に傾きがちであるし，出産は男性が代わることのできない大事業である．結婚に伴う異動や出産・子育てのための休暇・退職は，考慮しておかないと人事に予測のつかない事態をもたらす．新人採用も思うようにならない現状では，休暇職員を補う非常勤職員の採用は非常に困難である．退職や結婚，出産などの予測はつきにくいが，これらを考慮して学生受け入れの計画を立てなければ，残りの職員に過剰な負担をかけることになる．

2　実習受け入れの決定 (図4)

　実習は異なる機関（養成校と実習施設）間の協力の下に行われる教育である．機関が異なるために，本来ならば学生教育に関しての取り決めを文書にした契約が必要である．従来，施設間で取り交わされる文書に実習依頼の公文書があるが，これは施設長名での実習申し込み・承諾に関するもので，実質的な教育内容には触れていないのが通例である．

　実習が円滑に行われ，効果を上げるためには，実習前の学生の知識・技術のレベルや実習内容，学生の到達目標などについて十分に打ち合わせる必要がある．ほとんどの養成校では実習前に指導者会議を開催しているが，この会議では十分な打ち合わせ時間がとれない．したがって，事前に養成校と打ち合わせるべきである．

　そして，合意に達した事項を契約または覚え書きとして文書に残す．この重要性を強調する理由には次のようなものがある．前述したように，臨床実習は異なる機関間で行われる教育であることから，養成校・実習施設ともに相互の要望や実現可能なことなどを共通認識としてもつ必要があり，学生教育に関する責任と義務の範囲を明確にする必要がある．文書化することで，これらが明確になり，実習が教育であるとの意識を高め

サイドメモ

その言葉は正しいの？　①患者さま

　実習から帰ってくると，学生は「患者さま」という言葉を使うようになる．臨床の場でそのように呼ぶようにいわれているのだろう．この奇妙な呼称の仕方の起源は，2001年の厚生労働省の通達にあるという．そもそも，否定的な意味をもつ「患者」に「さま」をつけても，敬意を表すことにはならない．その他，この言葉は種々の問題をはらみ，究極的には医療職の志気の低下や職業倫理の消滅などにもつながりかねないという意見もある．言葉は十分に吟味して使うべきであると思う．

　本書では「患者さま」とは表現せずに，「対象者」という言葉を使用している．

（参考文献：里見清一：偽善の医療．新潮新書306，新潮社，2009）

テーマ：実習受け入れの決定

目的：養成校の養成目的・姿勢，依頼内容を聞き，依頼を受けるかを決定する

アクション：以下の項目に沿って養成校の希望を聴取し，受け入れるかを決める

ワンポイントアドバイス：養成校がどのような学生を養成しようとしているかを聞き出すことが鍵となる

1. 依頼実習種別：見学，評価，総合
2. 依頼時期：
3. 依頼人数：
4. 養成校の養成方針
5. この実習で学生に何を習得して欲しいと考えているか
6. 自施設でどのようなことが可能であると期待しているか
7. 何を実習課題としているか（対象疾患，担当症例数，その他の課題）
8. 最終的な学生の到達目標をどのように考えているか
9. 教員の実習への関与度：
10. 学生の最終評価の決定は誰が行うのか（指導者？ 養成校？）
11. 緊急時の対応（連絡先，連絡方法，学生保険）

以下の項目に沿って自分の考えをまとめる

1. 養成校からの説明は納得できるものであったか．納得できないとすれば，それは何か
2. 養成校の養成方針は自分の方針と合致しているか．合致していないとすれば，それは何か
3. 養成校からの要望に応えられると考えるか．応えられないとすれば，それは何か
4. 同時期に実習依頼があるか．あるとすれば，その学生数を引き受けることが可能か
5. その時期に退職などで職員数減が予測されていないか．あるとすれば，その職員数で実習指導が可能か
6. 自施設の理解は得られるか

↓ 総合判断

引き受ける ← → **引き受けない**

年　月　日　　先生に通知

理由は

ワンポイントアドバイス：養成校からの要望，合意に達したことなどを契約として文書に残しておくことは，責任の明確化につながる

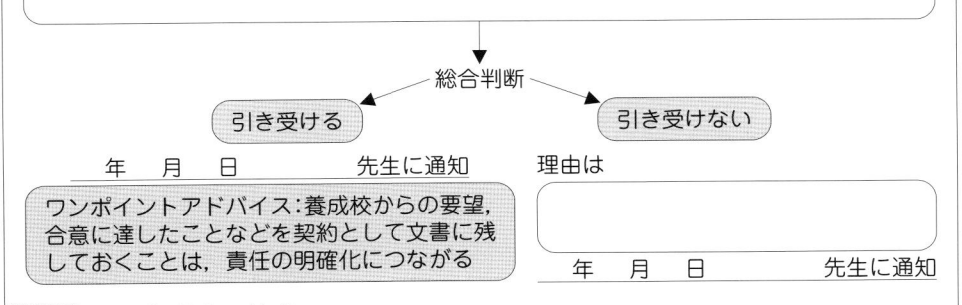

年　月　日　　先生に通知

図4 実習受け入れの決定

ることができる．

さらに，実習そのものに関しては，学生が担当する対象者の数や疾患の種類をはじめとして，実習中の課題，学生の到達目標，実習中の教員の関与度，学生の合否の基準や決定者などについても，合意しておく必要がある．

養成校側の緊急時の対応者と対応方法については，学生が何らかの理由で実習遂行困難になったとき，あるいは実習を継続することが困難であると指導者が判断しようとするときに連絡を取るべき教員，およびその連絡方法を取り決めておく．

その他，学生が事故を起こしたとき，あるいは対象者に何らかの傷害を負わせたときの責任体制や保険などについての事項が含まれる．

以上の事項を実習開始前に十分に打ち合わせ，文書化しておく．特に，新規に実習を引き受ける養成校の場合，また指導者が初めて実習指導を行う場合には，相互に十分な理解を得ておくべきだろう．

3　指導者会議への参加と学生との面談 (図5)

指導者会議に参加し，教員から学生に適した指導方法を聞くとともに，学生と面談して学生の希望を聞く．これは学生の希望を実習スケジュールに組み込むとともに，学生指導の参考となる．さらに，この面談において指導者が事前に準備すべきことを把握し，学生にも事前に準備しておくことを伝えておく．

4　実習スケジュールの作成 (図6)

養成校の要望，学生の希望を考慮しながら，実習スケジュールを作成する．図6に8週間の実習を想定したスケジュールの例を掲げた．

5　指導者間の打ち合わせ (図7)

学生に複数の対象者を担当させ，各対象者担当の指導者が指導を行う（いわゆる，複数スーパービジョン）場合には，次のようなメリットとデメリットを理解し，指導者間で指導方法について合意を得ておく必要がある．

1．メリット
(1) 学生は各指導者の考えや治療観を知ることができる．
(2) 各指導者の視点からの学生評価を行い，評価の客観性を高めることができる．

2．デメリット
(1) 学生は指導者の考え方の違い，指導方法の違いがある場合には，混乱する可能性がある．
(2) 指導者間で学生評価に食い違いが出る可能性がある．

> テーマ：学生との面談
>
> 目的：学生の希望を実習スケジュールに組み込む．また，学生指導の参考とする
>
> アクション：学生と面談し，実習でやりたいこと，希望を聞き出す
>
> ワンポイントアドバイス：漠然とした希望でなく，具体的に何をしたいかを聞き出す．あわせて，準備しておくことを伝える

1．あなたの得意分野は何ですか

2．あなたの不得意分野は何ですか

3．あなたがこの実習で特に経験したいことは何ですか

4．今，あなたはOTをどのような職業であると考えていますか

5．あなたは将来どの分野・領域に進みたいと考えていますか

6．あなたは自分の性格をどのようにとらえていますか

（7．養成校の教員から：この学生に適した指導方法は？）

私の施設はこのような施設です　施設条件　の提示

このような準備をしてきてください
事前準備

実習開始時までに，この課題をやってきてください
事前課題

図5 学生との面談

テーマ：実習スケジュールの作成

目的：実習全体の流れを学生と確認し，共通認識とする

アクション：実習開始時に学生にスケジュールを提示する

ワンポイントアドバイス：実習全体の流れの他に，実習指導の枠組み（p23 参照）なども一緒に伝えると良いだろう

実習スケジュールには以下のような内容を含める
　見学や説明などの内容と予定，担当予定対象者，課題と発表予定日，中間・最終評価日

＜スケジュール例＞

学校名　　　　　　　　　　　　　学生名
実習期間　　年　　月　　日〜　　年　　月　　日

月	火	水	木	金	土
11月10日 オリエンテーション 作業療法室見学	11月11日 1症例目：引継			PM〜 訪問リハ同行	
1症例目：治療計画提出					
2症例目：担当予定				2症例目：まとめ	中間評価
			手術見学予定		
3症例目：担当予定				3症例目：まとめ	
	17：30〜 症例発表		担当症例：引継	最終評価	

実習課題：担当症例＿＿＿例，見学レポート，症例発表

図6 実習スケジュールの例

テーマ：指導者間の打ち合わせ	アクション：以下の項目に沿って指導者間で話し合う
目的：実習指導で学生が混乱しないよう，統一見解を得ておく	ワンポイントアドバイス：統一できていそうで統一されていない考え方．この際，本音で語り合い，学生の混乱を招かないためにも統一見解を出しておこう

1. 作業療法を行うに当たってあなたが大切にしていることは（作業療法観）？

2. 問題点のとらえ方，考え方は？

3. 長期目標のとらえ方，考え方は？

4. 短期目標のとらえ方，考え方は？

5. 短期目標と長期目標との関連は？

6. 治療計画の立て方，考え方は？

7. 治療の進め方（優先順位）は？

8. 学生への要求水準（学生の想定されるレディネス）は？

9. 学生指導の方法は？

10. 学生の到達目標は？

図7　指導者間の打ち合わせ

このようなメリットを生かし，デメリットを最小限にするには，実習開始前に指導者間で十分な打ち合わせをしておく必要がある．その内容としては次のようなものが考えられる．

1．作業療法に対する考え方

特に，作業療法や治療に対する考え方，そして問題点のとらえ方や治療目標・治療計画の立て方は，同じ施設に勤務していても各人で異なっていることがある．これらを学生に問うことがあっても，同僚間で話し合うことはあまりなく，相互不可侵な領域になっている様子も伺える．実習に備えての話し合いだけでなく，日頃から本音で語り合うことが臨床の質を高めることにもつながるだろう．

2．学生への要求水準

学生がもっている知識・技術（学生の想定されるレディネス）をどの程度であると想定して指導するか．

3．学生の指導方法

特に学生が担当症例に評価や治療などを行っているときの指導の度合いと方法をどうするか（例；担当症例の治療を学生に任せ，危機的状況のみに介入し，後でフィードバックするか．または，治療場面で指導者のほうから指導し，積極的に介入するか）．

4．学生の到達目標

実習終了までに，学生がどのような知識・技術・態度を習得すべきであると考えているか．これについては，養成校からの要望も大きく影響するので，それを参考にする．

6　施設内での事前準備（図2）

実習を引き受けることが決定したら，次のような施設内での事前準備を行う．

1．施設内での周知

関係する部署（事務部門を含む）に，実習期間，学生数（学生名），実習目的などを伝え，協力を依頼する．

2．担当症例の決定

養成校の要望に合うような対象者を選定し，協力を依頼し，対象者の了承を得る（必要ならば家族などの了承も）．養成校もしくは施設によっては，対象者の承諾書が必要な場合もある．

サイドメモ

その言葉は正しいの？　②バイザー

指導者のことを「バイザー」と呼ぶことが多い．Supervisorの略だと思われるが，visorとは「日よけ（たとえば，sun visor）」とか「覆面」という意味である．学生の日よけになってくれていれば「バイザー」でも良いのかもしれないが？　正しくは「スーパーバイザー」と呼ぶべきだろう．

3．学習環境の準備

学生の学習環境には，更衣室・ロッカー，机・椅子の準備，食事の予約が必要な場合はその予約，寮または宿舎を提供する場合にはその手配などが含まれる．

7　オリエンテーション（図8）

1 オリエンテーションの内容

オリエンテーションの内容には**図8**に示すようなものがある．オリエンテーションは内容に大きな変化がないと思われる事項（施設の沿革など）は文書化しておき，取り扱い対象者などの変化する数値などだけを補足するようにしておけば便利であり，学生によって偏ることなく実施することができるだろう[2]．

学生は管理的側面は自分に関係ないと考えがちであり，あまり興味をもちたがらない．しかし，専門職として働き始めれば必ず必要なものであり，OTの働く場が一人職場（もしくは少数職場）が多いということを考え合わせれば，少なくとも将来の手がかりとなるものを学生の手元に残す必要があるだろう．その意味では，施設オリエンテーションには新人教育に準じた内容を含めるべきである．

2 施設オリエンテーションの目的

施設オリエンテーションには次のような2つの目的がある．
（1）学生であっても他部署からみれば職員としての役割を期待されているということを学生に理解させる．
（2）その施設における作業療法の位置づけや管理的役割などを学生が知ることで，その施設の職員であるかのように動けるようにする．

また，施設オリエンテーションは前述した施設の制約条件（p13参照）を提示することでもある．作業療法実践（目標設定や治療内容）は，施設の運営方針や在院期間，作業療法室の備品などによって制約を受けるので，学生にも理解できるよう説明しておく必要がある．

3 実習スケジュールの提示

実習開始時に学生と実習全体の流れや実習課題などを確認し，共通認識とする．実習スケジュールの内容には，見学や説明などの内容と予定，担当予定対象者，課題と発表予定日，中間・最終評価日などを含める．**図6**のような一覧にして視覚的にとらえやすいようにするのも，1つの方法である．

4 実習指導の枠組みの提示

学生指導の方法については**実習指導の枠組み**を明確にし，オリエンテーション時に伝えておいたほうが良い．指導者は「疑問があればいつでも質問すること」ということが多いだろう．これは学生・指導者ともに不利益となることが多い．指導者の主業務は臨

> **テーマ：オリエンテーション**
>
> **目的**：自施設の状況を伝え，学生に期待されるものを示すと同時に，学生が行動しやすくする
>
> **アクション**：以下の内容を実習開始時に学生に説明する
>
> **ワンポイントアドバイス**：変化のない定型的な内容は印刷物にしておいたほうが良いだろう

オリエンテーション・チェックリスト

☐ 施設概要，運営方針
　沿革，設立目的，規模，特徴，対象者の数・種類など

☐ 施設内での作業療法部門の位置づけ，役割
　組織図上での作業療法部門の位置づけ，各部門の役割と機能，協力関係など

☐ 業務上の規則と職業倫理
　勤務時間，休憩時間，欠席・遅刻・早退時の連絡・届出，OT の職業倫理など

☐ 他部門との連携・連絡の取り方
　他部門での治療の流れ，各種カンファレンス，他部門との連絡・情報交換法，記録・報告・連絡書の種類と書き方など

☐ 対象者に接するときの基本的心構え
　対象者への話しかけ方・呼名方法，贈り物への対応方法など

☐ 安全管理・緊急時の対応方法
　危険回避のための注意事項，緊急時の指導者または医師への連絡方法など

☐ 管理・運営
　年間・月間・週間スケジュール，日報・日誌のつけ方，物品請求方法，電話・来訪者への対応，施設・備品の利用法（図書，コピー機，食堂，制服の洗濯）など

☐ 実習の全体計画
　実習スケジュール（p20 参照）の提示と説明（担当症例数，課題，学生評価の時期），実習指導の枠組み（p23 参照）など

☐ 施設案内
　作業療法室（評価用紙・評価用具・治療用具の場所を含む），他部門への紹介および案内

図8　オリエンテーションの内容例

床であり，学生指導はその他の業務になる．指導者が自分の対象者を治療しているときには，学生は遠慮して自分の疑問を質問できない．指導者は学生が質問してこないことで，意欲のない学生であると思い込む．このような繰り返しが悪循環を生むことにもつながりかねない[3]．したがって，次のような事項をあらかじめ提示し，学生のための指導時間を保証することを伝えておいたほうが良いだろう．

実習指導の枠組みに含まれるものには，次のようなものがある．
- いつ（例：学生が対象者を担当しているとき，昼休み，業務終了後）
- どこで（例：対象者を前にして，作業療法室で，スタッフ室で，カンファレンス室で）
- だれが（例：対象者担当の指導者が，実習総括指導者が，他スタッフが）
- どの位（例：毎日，学生の希望があったとき，指導者が必要と認めたとき）
- どのような方法で（例：口頭指導，実技指導，文献提示）

文　献

1) 佐藤允一：問題構造学入門―知恵の方法を考える．ダイヤモンド社，1984
2) 奈良篤史，伊藤哲司，柴田貴美子，他：臨床実習指導について―当院の臨床実習手引き書の紹介を中心に．OTジャーナル　39：1247-1251，2005
3) 山口　昇：作業療法臨床実習の問題と実習指導―「経験」を伝える実習から「経験知」を伝える実習へ．OTジャーナル　39：1238-1245，2005

サイドメモ

学生情報の取り扱い

養成校から事前に送られてくる学生のプロフィールについては，学生に対して先入観をもつので知らないほうが良いとする指導者もいる．しかし，限られた実習期間を有効に使うためには，やはり詳しいプロフィールを得ておいたほうが良いと考える．その学生の学科のレディネス（知識や技能などの習得状況），得意・不得意とする科目，効果的な学生指導の方法などについて情報を得て，指導計画を立てる際の参考にする．特に最近では精神疾患とはいえないまでも，精神的に不安定であったり，学習に配慮を要したりする学生が散見されるようになっているため，効果的な学生指導の方法についての情報は必須であるといえよう．

これらの学生情報について，実習施設内で「回覧」の形で情報共有している施設もあるだろうが，個人情報保護の観点からも，そのような方法は厳に慎むべきである．また，実習終了後は，すみやかに廃棄するようにすべきである．

3 評価から治療実施まで
―共通言語の理解

　対象者の評価から治療実施に至るプロセス（p10「図1．問題解決のプロセス」参照）は実習における主要な学習課題であり，このプロセスを特に取り上げて詳述することにする．

　問題解決のプロセスはビジネス界では認識されており[1]，医療界にも応用されている[2-4]．作業療法の展開においても，問題解決のプロセスである評価から問題点の抽出，治療，再評価の流れは一般的であると思われるが，そこで**使用されている用語については必ずしも共通認識が得られているとはいえない**．これは同一施設で働いているOTにおいてもそうである．実習では，複数の指導者から指導を受けるとき，学生は指導者の考え方の違い，用語の定義の違いに戸惑うことがある[5]．

　以下には，成書[1]に基づいて問題解決のプロセスに従って作業療法を展開するときの用語の定義や考え方，注意点について述べる．これを検討資料として，指導者と学生が討議し，共通認識をもつ手がかりにして欲しい．

1 評　価

　評価とは情報収集，検査などの計画立案とその実施，評価のまとめと続く過程である．

❶ 情報収集

　情報収集は対象者に会う前に行う準備行為である．情報収集を行う目的は，対象者の現状を把握すること，それらに基づいて活用できる情報を活用し，作業療法で実施する観察と面接，そして検査・測定（以下，検査など）の項目を選択・決定することである．

1．情報収集先

　情報収集先は，医師，看護師，理学療法士，言語聴覚士，ソーシャルワーカー，介護職員，家族など，対象者にかかわるすべての関係者である．

2．情報収集の素材

　情報収集は前記の関係者からの聞き取りの他に，処方箋（もしくは依頼箋）・経過記録・検査記録などから行う．記録などから収集できるものを先に収集し，整理・理解したうえで不明な点を明確にして聴取するよう心がけるべきである．

　処方箋からは，一般に対象者の氏名，年齢，性別，診断・障害名，発症日，全身状態，

禁忌，合併症，処方目的などがわかる．

　経過記録からは，既往歴・現病歴，診断・障害名，病状・病期（急性期〜慢性期），合併症，毎日のスケジュールや日常生活活動（ADL）状況，他部門の治療内容，個人的状況（学歴・職業・趣味嗜好など），社会的状況（家族・家屋・経済・キーパーソンなど）が把握できるだろう．

　検査記録，たとえば画像情報からは病巣の確認ができるだろうし，血液検査や心電図検査などの結果からは全身状態が確認できるだろう．

3．情報収集時の注意

　得られた情報はそのままでは情報に過ぎない．情報は作業療法実施に有効に活用してこそ意味がある．情報を有効に活用するには，その情報が何を意味するのか，どのような意義があるのかを考えなければならない．

　診断・障害名，病状・病期，合併症，検査記録，病歴といった医学情報からは，今後その対象者がたどるだろう経過や予後予測，回復過程，さらに機能障害を重点的に治療することが妥当かといったことの検討ができる．

　全身状態，禁忌，合併症，検査記録は，治療の中止基準や注意すべきバイタルサイン，対象者への負荷量（身体的側面だけでなく精神的側面も含めて），治療の場所（ベッドサイド，作業療法室）などを決定する際の資料となる．

　他部門の記録や治療内容からは，対象者の現在の能力や訓練内容，毎日のスケジュールを知ることができる．これは作業療法でさらに詳しく知りたいことを明らかにすること（「❷検査などの計画立案」参照）や，作業療法の時間の決定に役立つ．

❷ 検査などの計画立案

　検査などの計画立案では，①目的（何のために），②検査などの項目（何を），③手段・順序（どのような手段・順序で），④何回の治療時間で評価するかを明らかにする．

1．検査などの計画立案時の注意

　検査などの計画を立てるときには，他部門の情報からわかることや活用できる情報は使うようにし，対象者に余分な負担をかけないよう心がけなければならない．

サイドメモ

その言葉は正しいの？　③手段的日常生活活動

　「手段的日常生活活動」は「instrumental activities of daily living（IADL）」の訳語である．「instrumental」を直訳して「手段的」としたのだろう．「instrumental」には，その他にも「機器を用いる」という意味もある．この訳語に決定された経緯を検索したが，残念ながら見つけ出すことができなかった．ご存じの方は教えて欲しい．

　日本語として「手段的日常生活活動」という言葉をみたとき，何がイメージされるだろうか．おそらく，原語が意味する内容は想起されない．むしろ，以前から使用されている「日常生活関連活動」のほうが原語の意味を正しく表していると思われる．外来語を日本語に訳すときには，原語の直訳の他に，日本語を大切にし，言葉のもつ意味を吟味し，適切な用語の創出が必要だろう．

また，OTとして何を知りたいか，何を明らかにしたいかを考えなければならない（評価目的の明確化）．その際，**知りたいことを具体的に文章化する**ことが有効である．たとえば，「ADLの状況を知りたい」と漠然とした表現にするのではなく，「右手を食事動作に使っているかを知りたい」というように**具体的に列挙する**．このことによって検査などを実施するときの視点を意識化でき，知りたいことが既存の検査などでは知ることができないときの新しい検査などの開発にもつながる．

　実施する検査などの順序は，その階層性に注意して実施順序を決める．たとえば，Brunnstrom法による脳血管障害の運動機能回復検査は関節可動域（ROM）を判定基準に使っており，ROMを先に測定しておかなければ運動機能回復を正確に決定することはできない．

　検査などに要する時間は，学生の場合には，1回の治療時間を約40分として4～5回（約1週間）で終了できることが1つの目安になるだろう．

2．検査などの実施の前に

　検査などの実施計画を立てたら，対象者と関係部署（病棟など）に連絡・予約し（何日，何時から，どこで），必要な検査器具，記録用紙などの準備，検査などの実施方法の確認を事前に行っておくことが必要である．

❸ 検査などの実施

　実習においては，学生は基本的な方法で検査などを実施できると期待されるが，応用能力を必要とするような場合，たとえば徒手筋力検査で代償運動を見抜くことや，筋力段階0と1の区別，基本的肢位以外での検査などの実施などは，指導者からの援助が必要だろう．

　また，面接における対象者への予後の説明，安全性への配慮，禁忌事項を守ることなどは，むしろ指導者の責務であり，学生との事前の打ち合わせや指導などが必要である．

❹ 評価のまとめ

1．問題の決定

　初めに，収集した情報や観察と面接，検査・測定から得られたデータを問題として取り扱うものであるかを決定する．

　観察と面接，検査・測定から得られたデータはそのままでは意味をもたない．また，それらのデータと標準的な値や行為の差がそのまま問題となるとは限らない．**問題**とは，「あるべき姿」と現状のギャップであり，解決すべき事柄である．

　それでは，保健・医療・福祉領域における「あるべき姿」とは何であろうか．たとえば，世界保健機関（WHO）は健康について「健康とは身体的，精神的，社会的にうまくいっていること（well-being）で，単に病気や虚弱でないということではない」[6]と広く定義しており，この状態から逸脱していることが問題と考えられる．リハビリテーション（リハ）の理念は一般に，障害をもった人たちが「再び人間らしく生きる」こと，すなわち「全人間的復権」であり[7]，これが「あるべき姿」であって，この状態が実現されていないことが問題となる．

　得られたデータの何を問題とするかは，対象者個人の生活やニーズ，および専門職と

しての哲学・理念などから「あるべき姿」を定義し，それとデータとの間にギャップがあるかを検討しなければならない．
（例）
- 対象者が不便を感じていなくても，内部障害などでその人の生命に危険があるとすれば問題となる．
- 身体障害があっても，対象者が満足した自立生活を送っており，不満を感じていないとすれば問題とはならない．
- 検査値が標準値にあっても，その個人の生活上，不都合があれば問題となる．たとえば，プロスポーツ選手の筋力や俊敏性などは一般的な標準値以上のものが要求される．

2．問題と問題点の判別

次のステップとして問題と問題点を判別する．**問題点**とは，問題のうちで「専門家が対応可能な事柄」である．

「専門家の対応が可能」ということから，OTとしての哲学や価値観，対応可能な手段を持ち合わせているかといった視点から問題を検討し，問題点として取り上げるかを決定する．学生の場合には，あれもこれもと抱え込みがちであるが，専門家として限界があることも含めて，どのようなことが「専門家の対応が可能」であるかを指導すべきであろう．

前述したように，OTが何を「あるべき姿」とするかによって問題点として取り上げるものも違ってくるので，この点については常に考え，明らかにしておく必要がある．たとえば，矢谷[8]は，「作業療法の最終の目的は，個人の満足度の高い人生を作り出すこと」であるとしている．しかし，対象者の個別性に配慮し，OT個人の哲学や価値観の押しつけとならないよう注意しなければならない．

専門家としての手段を有しているかということについては，次のような例を考えてみよう．たとえば，コントロール不良な重度の糖尿病は，保健・医療・福祉の専門家の立場からは「問題」であるが，「糖尿病」そのものの治療に関して，OTの立場からは対応

サイドメモ

評価とは？

「リハは評価に始まり，評価に終わる」といわれる．臨床でも「患者の評価をする」という言葉がよく使われる．この「評価」とは何だろうか．『大辞林』によると「物の善悪・美醜などを考え，価値を定めること」となっている．臨床で「患者の評価」というときには，その多くは「検査・測定」を実施することと同義で使われているが，それは評価の手段であって，「評価」そのものではない．

評価の手段には「観察や面接，検査・測定」があり，それによって対象者の現状についてのデータを得る．「評価」とはそれらのデータに基づいて作業療法実施が必要かどうかを判断することである．厳密には，「検査・測定」と「評価」は使い分ける必要がある．

「再評価」についても同様で，再度「検査・測定」を実施することではなく，対象者が目標を達成できたかどうかを再判断することが「再評価」である．

[参考文献：松村 明，編：大辞林（ウェブ版）．2010，三省堂]

可能な手段を持ち合わせていないので「問題点」とはならない．しかし，糖尿病をコントロールするような生活習慣が確立されていない，糖尿病による末梢神経症状があるなどといった事柄については対応可能であるので，「問題点」として取り上げることができる．

3．問題（点）の種類

問題（点）には，発生型・予測（予防）型・設定型がある．

1）発生型の問題（点）

今現在，発生している事柄である．たとえば，麻痺や筋力低下，ADLが遂行できていない，病気によって仕事ができていないなどである．これらは，面接と観察，検査・測定によって明らかになる．

発生型の問題点を考えるには検査などを実施し，その結果が医学知識や臨床根拠，正常値や標準値，標準的な行為などに照らして問題点となるかを検討する．

たとえば，同じ麻痺でも，対象疾患，病状・病期によっては問題点とならないこともある．

（例）
- 発症後2週の脳卒中後片麻痺対象者の運動麻痺は回復が期待され，積極的に治療する時期であるので問題点となる．
- 発症後10年を経過した脳卒中後片麻痺対象者の運動麻痺は，回復が見込まれる時期を過ぎており，積極的に麻痺の回復を図るという意味では問題点とならない．

これらの例では，脳卒中後片麻痺対象者の予後予測に基づいて，運動麻痺を問題点として取り上げるかを検討している．

2）予測（予防）型の問題（点）

現状で対応しなければ発生するだろう事柄，あるいは状況の悪化をもたらさないために対策が必要と考えられる事柄である．予測型の問題点を考えるには，医学知識や臨床根拠（例：予後予測）が必要であり，それらに照らして対象者の現状から予測されることを考えなければならない．

（例）
- 意識障害があり，自発運動がなく，麻痺もある対象者の場合には，現在は関節拘縮がなくとも，このままでは関節拘縮が起こるであろうという予測が立つので問題点となる．
- 全身状態が悪く，安静を余儀なくされている場合には，体力低下や精神機能の荒廃などが起こると予測され，何らかの対策をとる必要があり，問題点となる．

3）設定型の問題（点）

現状よりもさらに良い状態を目指す場合には，現在の状態とさらにより良い状態との差をギャップ（問題点）として取り扱う．この範疇に入るのは，より健康な状態，満足な生活，生活の質（QOL）などに関する事柄であり，専門職としての哲学や価値観が問題点として取り上げるかを大きく左右する．

（例）
- 毎日変化のない生活をもっと活発な生活にすることで，より充実した生活が送れるだろうと考えるような場合には，現在の生活ともっと活発な生活との差が問題点となる

(この場合には，OT が変化のない生活は満足できる状態ではないとする価値観をもっていることが前提となる)．

4．問題点を考えるときに

問題点を考えるには，まず収集した情報や検査・測定のデータから発生型の問題点があるかを検討し，さらに予測（予防）型の問題点が考えられるか，設定型の問題点が考えられるかを検討していく．

この3つの問題点のどれが中心となるかは，対象者の状況や作業療法が展開される場によって異なってくるだろう．たとえば，急性期病院では発生型あるいは予測（予防）型の問題点が中心となるだろうし，生活施設や在宅生活においては予測（予防）型あるいは設定型の問題点を重点的に考えなければならないかもしれない．

5．問題点の相互関係の分析と優先順位の決定

次のステップとして，それぞれの問題点の相互関係を分析し（原因の推定・焦点化），より重要な問題点や早期に解決すべき問題点は何かを明確にする（優先順位の決定）．このプロセスは「分析と統合」と呼ばれることもある．

1）相互関係の分析・原因の推定

問題点の相互関係について，ある問題点がより根本的な問題点が原因となって生じているのではないかを考える．

(例)

a．衣服を着替えることができないという問題点を分析すると，左片麻痺があって上肢を使えない，片手動作の方法を学習していない（経験がない）ことが原因として浮上した．

b．口元までスプーンを運べない，タオルで顔を拭けないという動作の原因を分析すると，両方とも上肢の筋力低下によるものであった．

このように整理することで，1つの活動制限（生活行為上の障害）が複数の原因によって引き起こされている場合もあるし (a)，いくつかの活動制限が1つの原因から引き起こされている場合もある (b) ということが明らかになり，より重点的にアプローチすべき領域が集約されてくる．

分析に当たっては，一般的には具体的な活動制限(「〜ができない」,「〜が困難である」)を出発点として機能・構造障害で説明する方法が分析や整理をしやすくするだろう．

2）問題点分析の手法

問題点の分析にはフィッシュボーン法[9]（図9）が使える．この方法では，第1段階として面接や検査・測定などの情報収集過程で得られたデータから，要因（原因と考えられるもの，影響を与えると考えられるもの，結果に影響を与えたもの）をすべて洗い出し，それを大・中・小分類にグループ化する．次に，共通の原因を絞り込み，対応策を考えるようにする．

前記1) a, b の例をフィッシュボーン法に当てはめたものを図10-1 および図10-2 に示す．

3）優先順位の決定

最終的に集約された問題点を国際生活機能分類（ICF）に従って分けて整理し（p157参照），まとめる．さらに，各レベルの問題点を早期に解決すべきより重要な問題点から

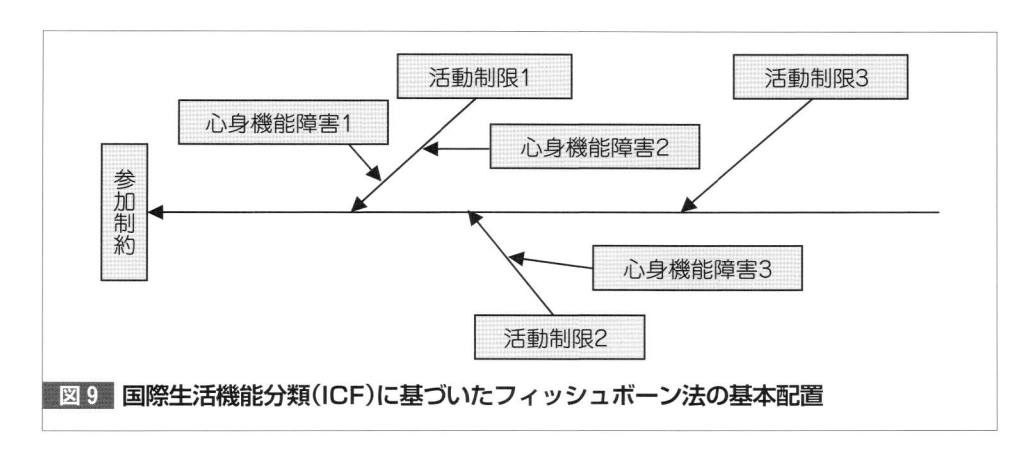

図9 国際生活機能分類(ICF)に基づいたフィッシュボーン法の基本配置

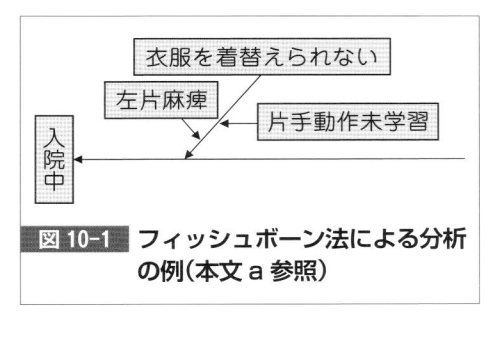

図10-1 フィッシュボーン法による分析の例(本文 a 参照)

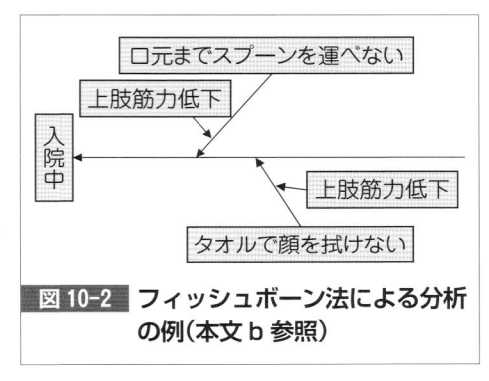

図10-2 フィッシュボーン法による分析の例(本文 b 参照)

順に並べるようにする．これは医学知識や臨床根拠，対象者のニーズに基づいて総合的に決定する．
（例）
c．身体機能の回復には期間を要すると考えられるため，初めは代償法によるADL自立を優先させる．
d．身体機能の完全回復が予測されるので，ADL訓練よりも身体機能の回復を優先させる．
e．対象者が排泄動作の自立を強く望んでおり，本人の精神的影響も考慮して，排泄動作へのアプローチをまず第1に行う．

cとdでは身体機能の回復を考慮してADL訓練の優先順位を，eでは本人の希望と精神的影響を考慮して優先順位を決めている．

4）問題点整理の手法

問題点のどれから解決すべきかを考えるときに2次元配置法[10]が使える．この方法では，その対象者にとってどれが緊急で，どれが重要かを考え，解決すべき問題点の順序を決める（**図11**）．

緊急度は，どちらかというと専門家の判断が優先するものであり，たとえば生命状況にかかわる事項や，OTの視点から緊急に解決すべき事項などが相当する．重要度は，どちらかというと対象者のニーズを優先するものであり，たとえば生命状況にはかかわらないが，対象者にとっては強いニーズがある事項である．問題点の解決状況や対象者

図11 2次元配置法の例

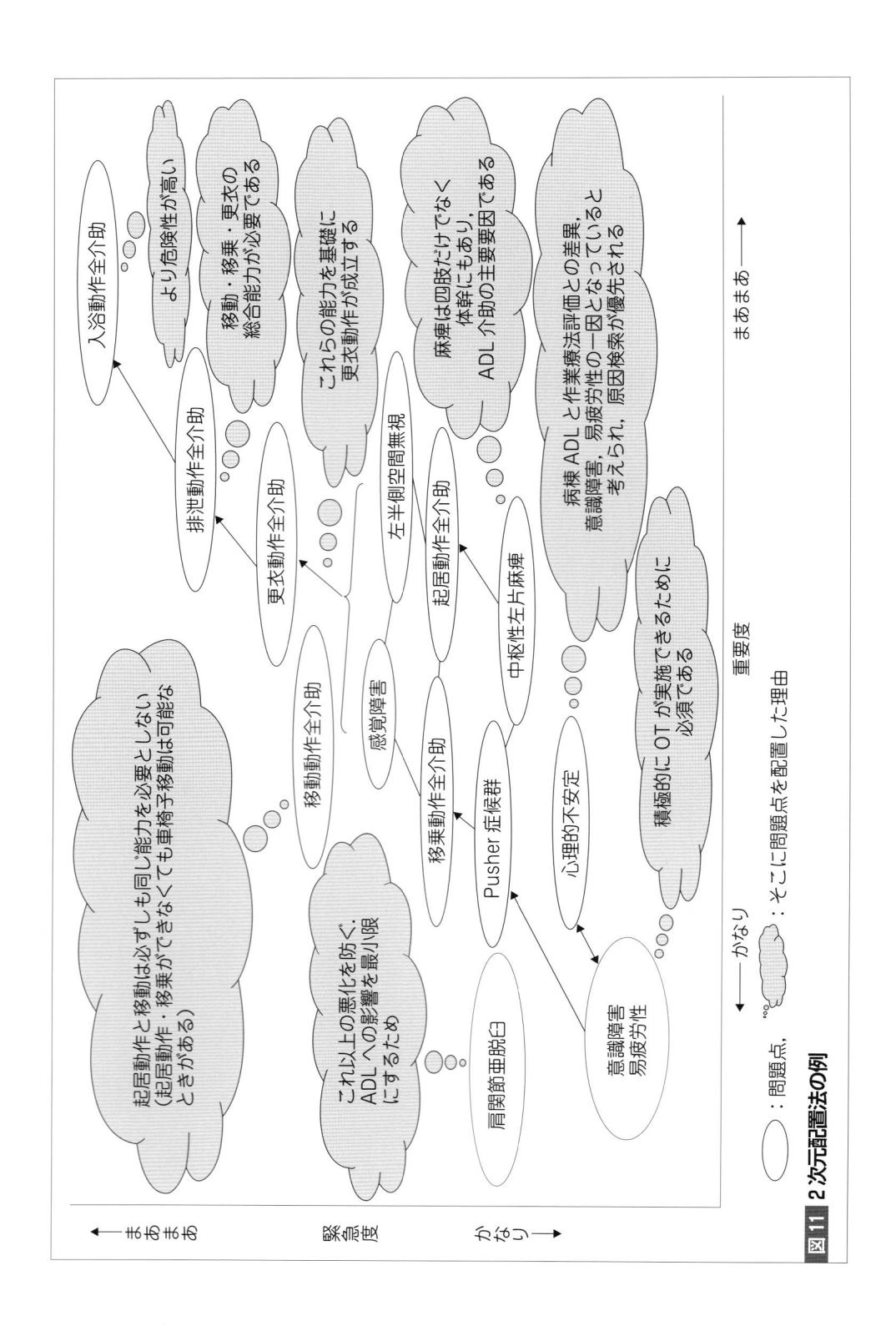

の状況の変化によって，これらは変わり得るダイナミックなプロセスであり，常に一定なものではない．

6．目標設定

　問題点を確定したら次に目標を設定する．問題点を解決することで達成できると予測される事柄をICFの分類に従って分け，目標として設定する．目標は達成可能と思われる現実的な目標でなければならない．このためには，医学知識や臨床根拠による裏づけが必要である．

　作業療法の目標は，作業療法の実施によって対象者の行動がどのように変化するかということを明らかにしたものであるともいえる．作業療法の目標はリハチーム全体の目標を受けて設定するが，OTとしての目標についてはあらかじめ原案をもっておく必要がある．

1）目標の種類

　目標は長期・短期目標（そして中期目標）といった分類の他に，定量的・定性的目標という種類がある．

(1) 長期目標（long term goal；LTG）：一般的には社会的側面（社会復帰状況）に関する目標を示す．施設によっては，短期目標を達成することによる対象者の全般的行動変化を示す場合もある．

(2) 短期目標（short term goal；STG）：一般的には機能障害や活動制限などに関する行動変化を示す．施設によっては，一定期間（例；1か月後）の治療実施後の変化を示す場合もある．

(3) 中期目標（mid term goal；MTG）：長期目標と短期目標の中間的な目標として，中期目標を設定することもある．

(4) 定量的目標：数値で表す目標をいう．定量的目標は治療効果を評価しやすいという利点はあるが，この目標を設定するには医学知識や臨床根拠，経験が必要であり，学生が設定するのは困難かもしれない．

サイドメモ

「全体像」って何？

　学生が最も困難に感じるものの1つに，対象者の「全体像」をまとめることがある．そもそも，「全体像」という言葉は人によってさまざまな使われ方をしているようであるが，その定義について明確に述べたものはない．「全体像」という言葉に触れたものとして，矢谷による「検査結果の解釈と検討を基に対象者の評価結果のまとめを文章化し対象者の全体像を表現する．すなわちこの作業によって対象者固有の，①身体の機能（精神面・身体面），②生活課題（日常生活動作，生活関連動作，対人技能，社会生活技能，職業復帰の必要性），および③自己評価と生活の満足度についての現状（問題点と利点），改善（悪化）の可能性，治療・訓練・援助の必要性を記述する」という記載がある．これが対象者の「全体像」をまとめるときの1つの指針となるだろう．
（参考文献：矢谷令子，福田恵美子，編：作業療法実践の仕組み．協同医書出版社，2001，p33）

（例）肘の屈曲角度が90°から120°になる．
(5) 定性的目標：対象者の行動変化など，質的に表される目標をいう．定性的目標を設定することは容易だが，治療効果の評価は曖昧になる可能性がある．
（例） a．肘の屈曲角度が増加する（5°でも10°でも増加したことになる）．
　　　 b．復職する（どのような形態でも復職すれば良い）．

　定性的な設定が適切な目標（「生きがいのある生活を送る」などのQOLを問うような目標）もあるが，可能な限り定量的目標を設定するようにしたほうが良い．前記の例を定量的あるいはより明確な目標にするには，次のように表現する．
（例）a′．肘の屈曲角度が90°から120°になる．
　　　 b′．事務職として午前勤務のみに復帰する．

2）目標設定のための条件・基準

　目標設定に当たっては，目標そのものだけでなく，それに付帯する条件や基準も明らかにしておく必要がある．

　つまり，対象者の行動について，次の項目などを観察可能あるいは測定可能な言葉で表現する．
- いつまでに
- どのような治療を
- どの程度の実施が必要で
- どの位の介助量で
- どのような自助具や補助具を使ってできるようになるか
- その行動の正確さと速度，頻度

（例）
- 自立して食事ができるようになる（1か月間の上肢の筋力訓練後，箸を使用して，約15分で食べることができる）．

3）制約条件とは

　制約条件とは「目標を達成しようとする場合にそれを制約する事柄であり，当事者の立場ではどうすることもできない，取り除くことが困難な客観的状況」をいう（p13「1. 施設条件・制約条件の確認」参照）．制約条件は目標達成のための手段と活動を制約することになる．

　一般に考えられる制約条件には，次のようなものがある．
(1) 施設の運営方針：施設の運営方針（例：急性期病院か，慢性期病院か，あるいは生活施設か）によって作業療法の対象者像が変わる．
(2) 施設の設備・人員条件：これらの条件によって，治療に利用可能な資源の種類・規模・内容が制約される．
(3) 個人的条件：学生であるということそのもの（知識・技術の未熟さ）は，対象者に提供できるものが制限されたり，対象者からの拒否につながることもあり，一般に不利であると考えられる．しかし，実習期間中の時間的ゆとりが対象者と深くかかわる機会となり，そのことによって対象者から受け入れられるなど，有利に働くこともある．したがって，正しく自己認識すること，他者からどのようにみられ，受け取められているかを知ること，そしてそれを治療に意図的に使えるようになるこ

とが重要となる．
(4) 対象者側の条件：身体的側面（年齢，性別，体質，病巣など），精神的側面（気質や性格など），社会的条件（家族・家屋状況，職場の勤務条件，経済的状況など）．これらはほとんどが変更不可能なものであるので，これらの条件を考慮して目標設定し，治療計画を立てる必要がある．

制約条件は問題を解決しようとするときにすでに存在している．したがって，目標を設定する際には制約条件下で可能な目標を立てなければならない．

2　治療計画立案

目標は問題点を解決することによって達成されるという前提に立つので，問題点（＝目標達成を妨げている原因）を解決するよう治療計画を立てる．

1　治療計画立案時の考慮点

治療計画を立てるときには次のような要因を考慮する必要がある．
(1) 治療理論・治療モデル：治療手段を選択するときの拠り所となる概念体系
(2) 治療手段：問題点を解決するための具体的方法
(3) 治療頻度：治療を行う時間・回数
(4) 段階づけ：対象者の進行状況に合わせた治療内容の段階づけ
(5) 治療計画の検討：治療計画の妥当性・経済性・難易性の検討と治療計画の再評価

2　治療理論・治療モデル

治療理論や治療モデルは治療手段を選択するときの拠り所となる概念体系であるといえる．治療理論や治療モデルは一般に治療法だけでなく，評価の視点・方法も含まれているはずであり，評価から治療まで一貫した理論に基づく必要がある．また，作業療法を実施する施設の運営方針（急性期病院・慢性期病院・生活施設・在宅など）に合った治療理論や治療モデルを選択する必要があろう．たとえば，評価は慢性期に用いられる理論で行い，治療法は医学モデルに基づいて実施するというのでは，評価と治療の間に矛盾が生じることになる．

学生の場合には指導者と打ち合わせ，評価を始める前に，実習施設に合った治療理論・

サイドメモ

その言葉は正しいの？　④介入

治療の意味で「介入」という言葉が使われている．Intervention の直訳であろうが，「介入」という言葉の意味は「割って入り込むこと」である．われわれの行為は対象者の治療・援助であり，対象者に「割って入り込むこと」ではない．正しく，「治療」もしくは「援助」という言葉を使うべきである．

治療モデルを使用するよう決めておくほうが，その後の展開が容易になるだろう．

◆ 3 治療手段の決定

次に治療手段を決定する．治療手段は問題点を解決するための具体的方法である．これは選択した治療理論・治療モデルによって方向性が決まるが，身体機能の側面に限定すればおおむね次のように集約される．

1）機能回復へのアプローチ

機能が回復すれば問題点が解決されるという前提に立つアプローチである．たとえば，「筋力が増強すれば食事動作が可能になる」，「麻痺が回復すれば〜が可能になる」などである．したがって，筋力増強訓練や運動麻痺回復のための方法などを考えるようにする．この場合には，機能回復の予後予測が妥当であるかの検討と回復に要する期間の不自由さにどう対応するかを考える必要がある．

機能回復へのアプローチは中枢神経系が正常に保たれているかによって生体力学的アプローチと感覚運動アプローチに分かれる．

2）残存能力へのアプローチ

機能回復が望めない（あるいは終了している）との前提に立ち，機能回復のためのアプローチではなく，残存能力を活用するような方法を考える．この場合には，機能回復が望めないということは，過去の文献と経験に基づいて治療者側は理解可能であるが，対象者側もそのことについて納得・理解し，同じ前提に立つ必要がある．また，失われた身体能力に対しての心理的問題への対応も同時に行う必要があろう．

3）代償動作へのアプローチ

残存能力へのアプローチに加え，さらに代償動作と補助具を多く活用するような方法を考える．このアプローチをとる場合には，代償動作による二次的な障害への配慮・対策も重要となる．

残存機能へのアプローチと代償動作へのアプローチを合わせたものは，リハアプローチ[11]と同義であるといえる．

臨床場面では，前記3つのアプローチが同時進行的に行われることが多い．

治療手段はさらに当面策と根本策に分けることができる．

1．当面策

問題が悪化したり拡大したりすることを防ぐための方法であり，緊急的対処，応急的対処もしくは暫定的な対処であるといえる．当面策は発生問題と予測問題の一部に対してとる方法であるともいえる．

（例）
- 関節保護のために早急にスプリントを作製する．
- 関節拘縮がないが，意識障害があり，自発運動を行うことができないので，関節拘縮の発生を防ぐためにROM訓練を実施する．
- 積極的な訓練に参加する体力がないので，まず座位時間を延ばして徐々に体力を向上するようにする．

2．根本策

問題点の中の根本原因を解決するための方法であり，根本治療や適応的対処といえる．たとえば，筋力低下が原因でADL障害が生じていると判断し，筋力訓練を行うような場合である．

臨床場面においては，治療計画立案が終わってから治療実施に移るというのはむしろ稀で，治療計画を立てる前に，あるいは治療計画立案と同時並行的に当面策を実施しなければならないことがある．

④ 治療時間・頻度の決定

次に，治療手段（治療活動）の1単位当たりの実施時間・回数を決める．つまり，ある1つの種目（治療活動）を1回の治療時間に，1日に，1週間にどの位・何回行うかを決める．

（例）
- 食事動作の練習を昼食時に毎日行う．
- サンディングを1日に1回，次の条件で行う（角度30°，負荷5 kgで30回）．

一般に，作業療法の治療時間は限定されている（40分～1時間）ので，治療活動がその治療時間内に納まるよう，時間配分を考えることも重要である．

⑤ 段階づけの検討

さらに，治療手段の段階づけを検討する．段階づけでは対象者の変化に応じて，治療内容をどのように変えていくかを決める．

考慮する点は，身体的側面では回数や負荷量，介助量などがある．認知・知的側面では作業工程の難易度，指示の内容・複雑さなどを考慮し，器機や器具の使用については自助具や介助器具の使用などを考える．

（例）
- サンディング：筋力が増強してきたら負荷量を5 kgから7 kgにする．
- 輪かけ：可動域が拡大してきたら高さを30 cmから40 cmにする．
- デルトイドエイドの使用：筋力が増強してきたら介助量を3 kgから2 kgに減らす．
- 折り紙：工程を覚えてきたら間違えたときにのみ口頭指示をする．

⑥ 治療計画の評価

1．治療計画立案時の評価

問題点を解決する方法がいくつか考えられるときには，次の3つの観点から検討し，最も適切な方法を選択する．

1）質的検討（妥当性）

これは目標達成のための手段として，その治療案が適切であるかどうかを検討することである．この方向性を決めるのは，治療計画を立てる際に参照した治療理論であり，その思考過程を意識的に行うのがクリニカルリーズニング（clinical reasoning）であるといえる．もっと簡単にいえば，ある問題点を解決しようとする際に，いくつかの方法が考えられるだろうが，奇抜な方法よりも，素直な方法のほうが対象者の受け入れは良

いであろうし，優れた方法であるといえよう．
２）量的検討（経済性）
　これは治療計画を実施するときの「時間と費用のかかり具合」である．つまり，早く，安く問題点を解決できる方法であるかを検討する．必ずしも「早く，安く」実施できる方法が良い計画であるとはいえないが，経済的側面を考慮することも重要である．
３）難易度
　これは治療計画が容易に実施できるか，実現可能なものであるかを検討することである．優れた案であっても，実現することが困難な場合には，現実的な案であるとはいえない．
　いくつかの治療計画の候補に対して前記の３つを検討し，最終的な案を決定する．

２．治療実施後の治療計画の評価

　再評価は一定期間の治療実施後に**対象者が目標を達成したかを検討するもの**である．決して，検査・測定を再実施することが再評価では**ない**．再評価のもう１つの側面としては，治療計画が適切であったかという，治療者側の能力を評価することである．目標達成の度合いについては，再評価を通して対象者側を評価するだけでなく，その治療計画案が適切であったのかを評価し，両者の視点から再考する必要がある．

サイドメモ

その言葉は正しいの？　⑤リハビリする

　スポーツ選手がけがをして，復帰するためにトレーニングをしている姿をスポーツ紙は「リハビリに励んでいる」と記事を書く．修飾語として「辛い」とか「苦しい」という言葉がつくこともある．今，作業療法も早期からの病棟訓練が主体になり，OT が病室に行って「さあ，リハビリに行きましょう」という声かけをする．この場合の「リハビリ」とは何を意味するのだろうか？

　そもそも「リハビリテーション」とは「人間らしく生きる権利の復権」や「自分らしく生きること」の意味をもっている言葉であるはずである．前述した状況で使われる「リハビリ」はこの意味ではなく，単なる「機能訓練」を指しているに過ぎない．マスコミやわれわれ専門職が正しい意味を伝えてこなかった責はあるだろう．

　「リハビリ」という言葉が一般的になって，かなり高齢の方でも知っている状況になってきた．しかし，そのときにイメージしているのは「機能訓練」であろう．日本語として馴染みのある言葉になってきたのだから，一般の人が使うのはあえて否定しない．しかし，専門職としては，自らの専門性を自覚し，強調するためにも，「リハビリに行きましょう」ではなく，「作業療法に行きましょう」という声かけをすべきであろう．そうしてこなかった結果が，今の診療報酬制度に反映されていると考えるのは筆者だけだろうか．

3　治療実施

ここでは，紙面の都合上もあり，治療実施については一般的な考慮点のみ述べる．

治療実施においては，治療計画立案時の予測と実施後の結果との相違を観察し，その原因を分析し，新たに生じた問題点を解決する方法を考え，実施するという問題解決のプロセスに必要な姿勢を養成するよう指導すべきである．

治療実施は学生にとっておそらく初めての経験であり，十分な指導が必要だろう．具体的な指導方法としては，指導者の治療場面の見学や模倣，助言，文献の提示などが考えられる．加えて，指導者が自身の経験の中で習得した治療上の知識や工夫は，そのまま学生に要求するのではなく，指導者側から指導する必要があろう（p50「4．経験知の形成過程」参照）．

治療に伴う対象者の心身に対する危険性（例：移乗時の転倒，予後などに関して不用意な発言をしてしまうことなど）の回避は指導者の責務であり，事前に指導や打ち合わせを行っておくべきである．

治療に限らず，実習全般において考えなければならないのは，対象者は学生の教材ではないということである．対象者の不利益を最小限にするよう常に配慮・考慮すべきであろう．

文　献

1) 佐藤允一：問題構造学入門—知恵の方法を考える．ダイヤモンド社，1984
2) 熊谷二郎，河野保子：看護過程の実践理論．Nurses' lectures．メヂカルフレンド社，1983
3) 熊谷二郎，荒田幸子：「看護問題解決過程」をどう教えるか—紙上患者による検討＜1＞．看護展望 **9**：369-375，1984
4) 有馬慶美：理学療法臨床診断学への志向—ARIMAの問題解決モデル．文光堂，2010
5) 山口美和：PT・OTのための これで安心 コミュニケーション実践ガイド．医学書院，2012，p189
6) 砂原茂一：リハビリテーション．岩波新書139，岩波書店，1980，p13
7) 上田　敏：目でみるリハビリテーション医学（第2版）．東京大学出版会，1994，p2
8) 矢谷令子，福田恵美子，編：作業療法実践の仕組み．協同医書出版社，2001，p1
9) 駒井伸俊：フィッシュボーンノート術．フォレスト出版，2009
10) 佐藤祐二，北川　昇：高齢者歯科学におけるチュートリアル教育の実践—KJ法による問題点抽出．日本歯科医学教育学会誌 **19**：429-435，2004
11) Pedretti LW ed：Occupational Therapy：Practice Skills for Physical Dysfunction（4th ed）．Mosby-Year Book, St Louis, 1996（宮前珠子，清水　一，山口　昇，監訳：身体障害の作業療法（第4版）．協同医書出版社，1999，pp10-11）

4 臨床実習の指導方法

　少し古くなるが，そして他の職種（社会福祉士）であるが，学生の心理を表した文献[1]があるので，次にその一部を掲載する．時代と職種の違いを超えて，今でも通じ合うものがある．

　「学生がスーパーバイザーと向かい合うとき，その心を支配しているのは，多くの場合，非常な不安と緊張，自信のなさであり，さらにそれらを悟られまいとする努力であろう．スーパーバイザーからの批判を恐れるあまり，自分からは容易にうちとけてこない学生も少なくない．（略）多くの学生は，（略）自分が実際に実習を行う施設・機関に初めて足を運び，直接指導を受ける職員に会うことで緊張している．また，実習生として自分が何をどうすれば良いのか，何かとんでもない間違いをするのではないかとの不安にかられている学生も少なくない．（略）大学の外での配属実習にかなりの期待と希望を抱いている学生がいる一方で，実習を行うことの動機づけが十分になされていない消極的な姿勢を示す学生もなかには見られる」

　筆者らが学生を対象に行った調査[2]でも，学生は実習開始前に生活面（慣れない環境での生活，遅刻，睡眠と体調など），人間関係面（指導者，対象者・家族，他のスタッフとの），実習課題遂行面（対象者評価の失敗など）の3つの領域に漠然とした多くの不安を抱えており，実習が始まるとその不安の内容は，より具体性を伴ったものとなっていた．

　実習指導では，このように不安を抱えている学生であるということを念頭に学生指導に当たる必要がある．本章では，実習の指導方法について，指導者の役割，現代学生の理解，経験知の形成過程，具体的な実習指導法などの点から述べる．

1　臨床実習における指導者の役割

　長期間にわたる実習では，意識する・しないにかかわらず指導者は学生にさまざまな影響を与える．指導者には学生指導以外にもさまざまな役割があり，その役割を自覚して学生指導に当たる必要がある．実習における指導者の役割には，教育的役割，専門家モデル，調整的役割，支持的役割の4つがあると考える．

第4章　臨床実習の指導方法　43

教育的役割は実習での指導者の主たる役割であり，その方法については本章で後述する．

❶ 専門家モデル

指導者の存在は学生にどのように映るのだろうか．教育者や評価者（学生の）としての存在ということは当然である．学生が自分の実習遂行にゆとりが出て周囲を見渡したとき，生き生きと対象者の治療を行い，作業療法を実践する専門家としての指導者が目に映るだろう．つまり，専門家や社会人などとしての指導者の姿（モデル）も学生の将来に良きにつけ，悪しきにつけ影響を与える．そして，生き生きとした専門家モデルとしての指導者の姿は，学生の意欲を高め，自主的学びを育てるというプロセスにもつながる（p47「3. 意欲・自主的学びを引き出すために」参照）．

このように考えると，指導者には次のような能力が必要であるといえる．
(1) 作業療法に関する専門的知識・技能と誇り
(2) 学生指導（教育）に関する意欲と知識・技能
(3) コミュニケーション能力（学生の話を聞き，必要な情報を引き出し，学生が理解できるよう伝える）（**表1**）
(4) 自己知覚の能力（自己の性格や価値観，態度を客観的にとらえられる能力）

❷ 調整的役割

調整的役割には，学生および指導者間に対する調整，養成校との調整がある．

学生に対する調整的役割には，実習の進行や課題の提出などが計画どおりに行われているかをチェックし，進行していなければその対応を考えたり，学生に促したり，指導計画を練り直したりすることが含まれる．複数の指導者で学生教育を行っている場合には，指導者に対する学生の困惑や要望などを聞き出し，各指導者にそれを伝えたり，対応することも含まれる．

指導者間に対する調整的役割では，各指導者から学生の実習遂行状況についての情報を得て指導計画を調整したり，学生からの要望を伝えることがある．また，指導者間で指導方法に問題がないかを検討する役割もある（p18「5. 指導者間の打ち合わせ」参照）．

養成校との調整では，学生が何らかの理由で実習遂行が困難となる前，あるいは困難になったときに教員に連絡を取り，その後の対応を協議することが含まれるだろう（p84「図25. 問題行動への対応」参照）．

❸ 支持的役割

前述したように，学生は実習中に種々のストレスや不安を抱えている．これがもとで実習遂行が困難になる学生もいる．このような状況になる前に，学生の話を聞き，心理状態を把握し，緊張を解きほぐすことが支持的役割になる．

この手段として「飲み会」を行うことがある．実習施設を離れて飲食をともにすることで開放的な気分になり，学生の「本音」を聞き出すことができる利点もある．しかし，個人的な好みの問題もあり，少子化かつ個人主義の時代に育ってきた学生にこの方法が通じるだろうか．場合によっては，パワーハラスメントやアルコールハラスメントと受

表1 指導者のためのコミュニケーションスキル（文献3を改変）

1. みる・聞くためのコミュニケーションスキル
    ①相手の声の調子に気をとられることなく話を聞ける
    ②相手の身振りに気をとられることなく話を聞ける
    ③じっくり相手の話を聞ける
    ④相手の立場に立って話を聞ける
    ⑤ゆったりした気持ちで相手の話を聞ける
    ⑥相手をよく観察しながら話を聞ける
    ⑦相手の目をみながら話を聞ける
    ⑧相手の表情から気持ちの変化を理解できる
    ⑨相手の態度と言葉づかいから興味・関心があるかどうかを判断できる
2. 考えるためのコミュニケーションスキル
    ①相手の話から背景を考えることができる
    ②相手の話の意味を理解できる
    ③相手の発言と自分の発言がどのように関連しているのかを理解できる
    ④見聞きした情報と自分の考えを関連させてまとめることができる
    ⑤見聞きした情報を重要なものと重要でないものに分類できる
    ⑥共通理解ができたこととできないことを分けることができる
    ⑦相手の発言内容の変化の意味を考えることができる
    ⑧話しながら選択肢を考えることができる
    ⑨相手から選択肢の優先順位づけを求められたときに答えられる
3. 話す・伝えるためのコミュニケーションスキル
    ①相手の状況に合わせて声の大きさやトーンを変えることができる
    ②質問によってコミュニケーションを盛り上げることができる
    ③反射[*1]の方法を十分に利用できる
    ④わかりやすく状況を説明できる
    ⑤相手のいったことの言い換え[*2]ができる
    ⑥頷きのスキルを効果的に使える
    ⑦相手の状況（関心や知識などのレベル）を尊重して説明できる
    ⑧相手が押しつけられていると感じないように助言や提言ができる
    ⑨意識して相手との間を取ることができる

*1：特別な評価を加えることなく相手の発言をそのまま返すこと
*2：特別な評価を加えることなく相手の発言を別の表現で返すこと

け取られる可能性もあるので，一考を要するだろう（p72「8．実習中のハラスメント」参照）．むしろ，日頃から頻繁に学生と良いコミュニケーションをとることが有効だろう．

　以上の役割は明確に分けることはできないが，指導者の役割の中で忘れているあるいは偏っているものはないかを指導者自らが振り返る必要があろう．

2　現代学生の理解

　現代の学生は「打たれ弱い」とか,「積極性がない」といわれる.また,指導者や対象者などとのコミュニケーションが困難であるといった指摘もある.挨拶ができないなどの「社会性のなさ」もいわれるが,実はこれは現代の学生に限ったことではなく,世代を超えて古くからいわれていることである[4,5].

　現代の学生を理解するうえで避けて通れないのは,「ゆとり教育」であろう.「ゆとり教育」がいつから開始されたかについては諸説あるが,一般的には1998年(平成10年)に改訂された学習指導要領が完全実施された2002年度とされている.2008年の中央教育審議会の答申を受けて,文部科学省は2011年度から「脱ゆとり教育」に舵を切り直した.しかし,今現在,実習に臨んでいる学生は,まさに「ゆとり教育」を受けた世代である.

　「ゆとり教育」世代の学生の特徴について,高木[6]は次のような点を掲げている.

- *意欲・主体性のなさ*
- *表面的な真面目さ*
- *要求の厳しい依存性*
- *打たれ弱さ*
- *現実と乖離した自信*
- *社会的スキルの不足*

　これらの学生の特徴の背景を考えるうえで,また実習との関連でキーワードとなるのは「新しい学力観」,「観点別評価」である.

　「新しい学力観」とは,自ら学ぶ意欲と社会の変化に主体的に対応できる能力を育成するとともに,基礎的・基本的な内容を重視し,個性を生かす教育を充実することを,わかりやすいスローガンとして集約した表現であり[7],学生の「関心・意欲・態度」を重視する学力のとらえ方である(注:一般的には**意欲**が先で,意欲があるために**関心**をもつと考えられがちであるが,実際には「**関心・意欲**」の順であるという[8]).「新しい学力観」に基づく教育によって自発的な学びが促され,技能や知識などの獲得ができるとの予測があった.

　学生の評価は,「観点別評価」が中心となり,「新しい学力観」に基づいて,その観点の上位に「関心・意欲・態度」が位置し,それまで重視されていた「知識・理解(いわゆる学力テストで測定される能力)」が最下位におかれた.学生は学習途中の「関心・意欲・態度」までを含めて評価される[8]ため,常に評価されている,失敗はできないという感覚をもつことになった.これらの流れは,関心・興味・意欲を高めてくれる働きかけを待つ受動的な学生(「指示待ち学生」)や,すべての基準を無難に満たす「そつがないが表面的な学生」,高い評価を得るために関心や意欲などの「アピールに長けた学生」を増やすことになった[6].筆者が大学で教養教育を担当していたときには,学生にグループ学習と発表を指示すると,そつなくきれいにまとめ,発表できるが,内容に深みがな

く,「この辺りで妥協したな」と感じることが,年度を経るたびに増えていった.

　この「観点別評価」は,集団の中で自分がどこに位置しているかを示す「相対的評価(いわゆる5段階評価)」ではなく,「絶対的評価」に属し,個人内での達成度を評価する.他者と比較されない個人目標は,結果として学習意欲の低さ,経験不足による失敗への耐性の低さ,客観的能力と乖離した自信を形成した一要因とされる[6].

　このような学生の傾向は,少なくとも今後10年は続くと考えられる.「ゆとり教育」を受けた最初の世代は現在20代半ばであるから,ほとんどの指導者はこれらの教育を受けていないか,導入時期にあった人たちである.学生の変質(変化)を理解するには,これらの教育とその影響を理解しておく必要がある.

3　意欲・自主的学びを引き出すために

❶ 意欲・自主的学びが生まれる循環

　学生の「意欲のなさ」は実習に限らず,問題とされることが多いが,それは前述したような受けてきた教育も背景の一因にあると考えられる.また,意欲に関しては学生自身の気づきが最も大きい要素ではある.しかし,「意欲のなさ」だけを嘆いていても解決にはつながらないので,学生の意欲や自主性を引き出す何らかの仕掛けが必要だろう.

　図12で示したように,学生が自主的に学ぶということは,言い換えれば,学生の知識が「受動的知(知っているだけ,使えない知識)」から「能動的知(普段の知的活動を内面から動かすような活動)」となることを意味する.このためには,学生の意欲レベルと価値観が重要な役割を果たす.また,自己効力感が必要である[10].

　意欲のレベルには図12に示すようなものがある.学生の意欲が「外発的意欲(たとえば実習の合否などの外部的な圧力によって引き出される意欲)」から「内発的意欲(内部からわき上がる意欲)」になり,学習に価値観を見出すには,メンター(mentor;長い経験を積んだ信頼のおける助言者)の深い知識やポジティブな感情,豊かな人間性などが必要である.また,メンター自身の思いや考えを伝える誇りと情熱が必要である.つまり,前述した「専門家モデル」としての役割が重要である.

　「自己効力感」は,学習した知識が役に立った,効果があったという「実感」である.この「自己効力感」を基本として,知識が高次な知へと変容し,その積み重ねが自信や自尊心,アイデンティティへとつながっていく.実習は,学生がそれまでに習得した知識を駆使し,実際に対象者と交流し,その結果を目の当たりにできるという意味で,まさにこの「自己効力感」を感じとるのに最適の場である.そのためには,「成功体験」を積み重ね「自己効力感」が感じ取れるような意識的・計画的な実習計画とフィードバックが重要であるといえる.

❷ 自己効力感を高めるための実習計画

　前述したように,学習によって得た知識が自由に使える知識になったと実感するには,つまり「自己効力感」を感じとるには,その知識が役立った,効果があったという経験

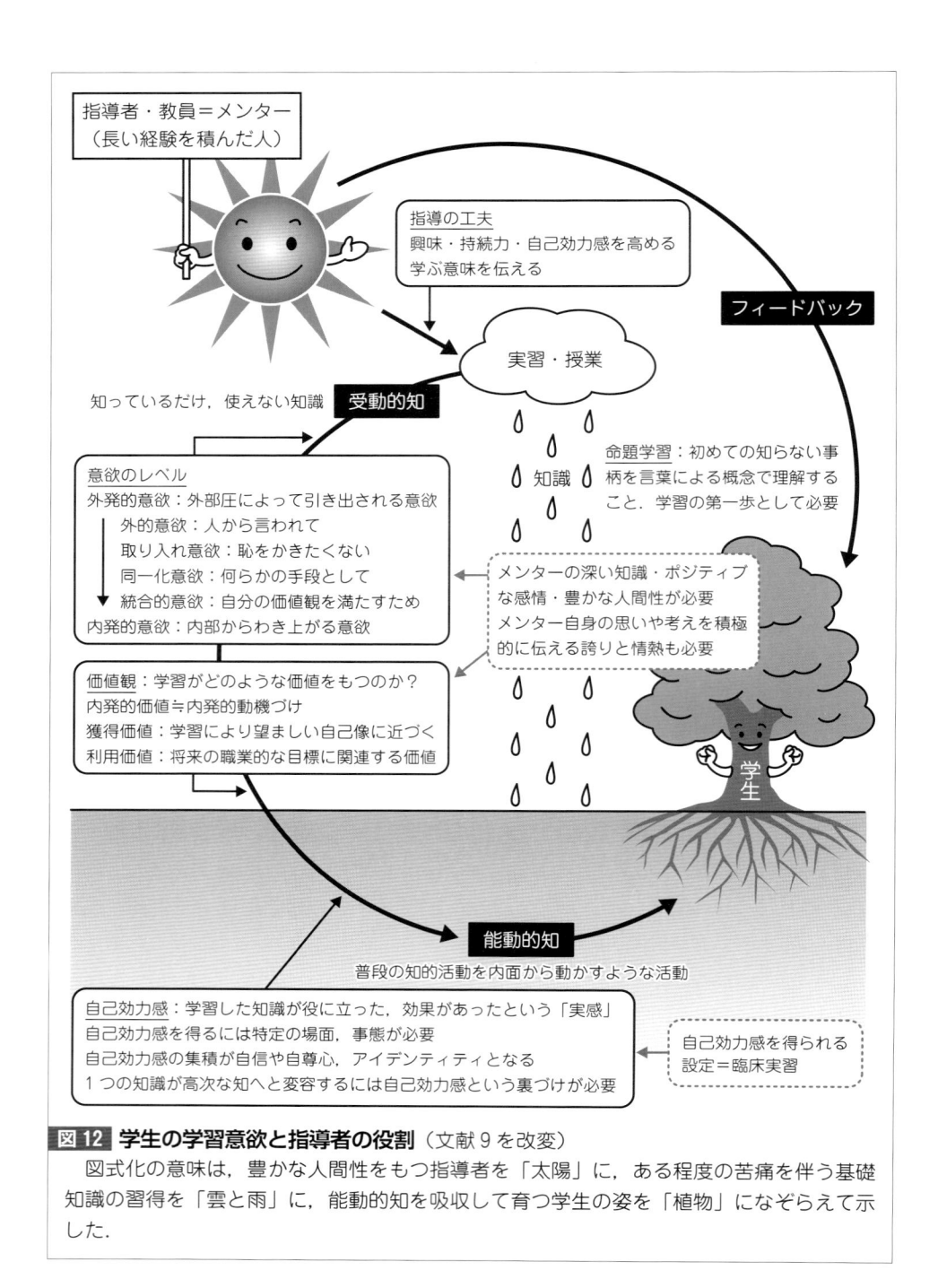

図12 学生の学習意欲と指導者の役割（文献9を改変）
図式化の意味は，豊かな人間性をもつ指導者を「太陽」に，ある程度の苦痛を伴う基礎知識の習得を「雲と雨」に，能動的知を吸収して育つ学生の姿を「植物」になぞらえて示した．

が必要である．そのためには，成功体験ができる場の設定が必要である．失敗経験を積み重ねると，「ダメな自分」を（再）確認することになり，意欲の喪失につながってしまう．

実習では適度に難しい，段階づけた課題による場の設定が必要である．そのためには，学生の能力を把握し，学生がチャレンジでき，徐々にその難しさを高めていく課題の設

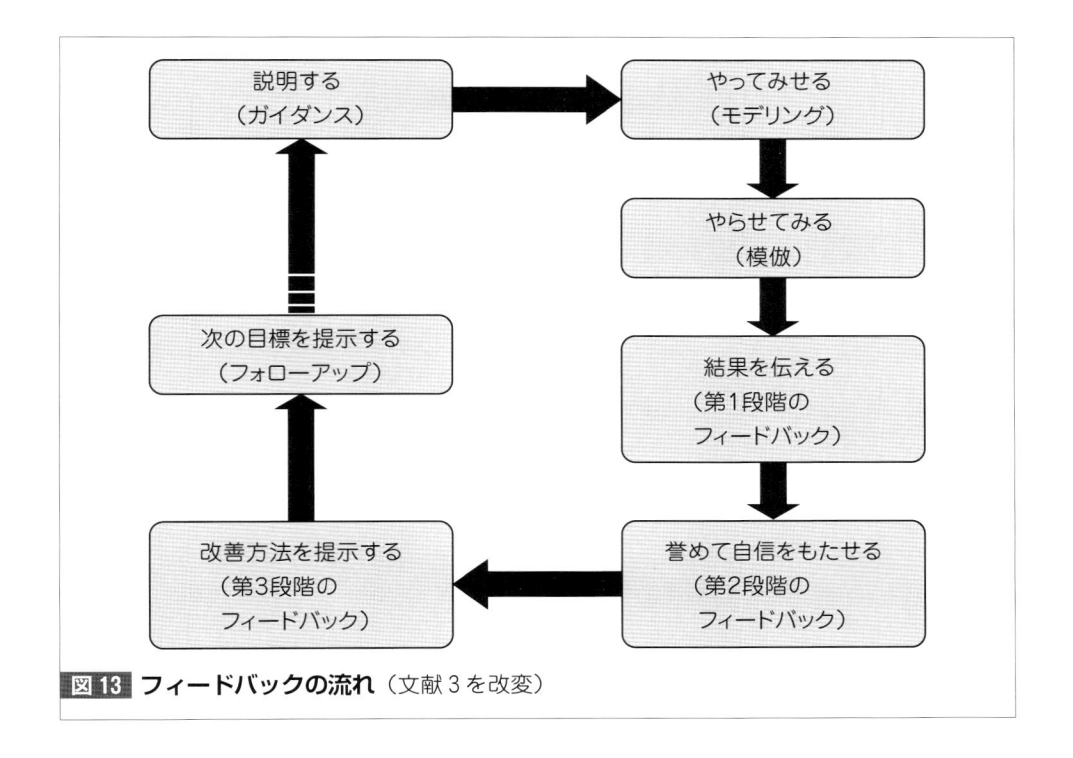

図13 フィードバックの流れ（文献3を改変）

定が必要である．これを意図的に設定する1つの方法がクリニカルラダー（clinical ladder）である．

クリニカルラダーは「臨床実践能力習熟度段階制」と訳され，新人からエキスパートへと**段階を踏んで，臨床実践能力を育成するシステム**である[11]．「自己効力感」を高めるには，学生の能力を把握したうえで，実習期間内で学生の能力を高めていくような実習指導計画を立てる必要がある．

3 フィードバックの重要性

「自己効力感」を高めるには，フィードバックの仕方も重要となる．フィードバックには3つの側面がある．それは，学生が行った評価および治療の結果を伝える，誉めて自信をもたせる，改善方法の提示である．

学生が行った結果を伝えるには，評価者の客観的で冷静な（感情的ではない）態度が必要である．学生の「ダメな点」を列挙するだけでなく，併せてなぜそのような評価をしたのかという理由を冷静に伝える必要がある．フィードバックでは誉めて自信をもたせることは必要であるが，誉めるだけは学生の進歩の妨げになる．しかし，否定的なフィードバックの連続は，学生のやる気を喪失させ，不安を高め，学習の喜びを消失させてしまう．フィードバックで重要なのは，改善方向を提示することである．

改善方法を提示するフィードバックの流れを**図13**に示す．まず，どのようにしたら良いかを指導者が言葉で説明し（ガイダンス），指導者が実際にやってみせる（モデリング）．次に，学生にやらせ（模倣），その結果を伝える（第1段階のフィードバック）．その際，欠点を指摘するだけでなく，良い点もみつけて誉め，自信をもたせる（第2段階のフィー

ドバック），そして，欠点を改善する方法を指導者が提示する（第3段階のフィードバック）とともに，次の目標を設定しフォローアップを行う．次の目標達成のためにも同様の流れを実施する．

4 経験知の形成過程

❶ 経験知とは

「経験知（Deep Smarts）」とは，特別な専門知識であり，高度に発達した複雑なスキルとシステムレベルの知識で構成され，実際的な経験（シミュレーションを含む）を通じて獲得されるものである[12]．「経験知」は作業療法でいうクリニカルリーズニング（臨床推論）と考えることができる．

❷ 熟練者と初心者の問題解決パターンの違い

「経験知」の豊かな熟練者（指導者）と初心者（学生）の問題解決のプロセスの違いを考えてみよう（**図14**）．熟練者は数多くの経験をもとに蓄積した暗黙の知識を有している．それをもとに諸現象をパターンで認識して解釈し，解決においても多くの選択肢を有している．したがって，1つの現象をみても，多側面から原因を推測し，対処することができる．プロローグで示した指導者は，片麻痺対象者の立ち上がれない様子をみて，その理由を素早く推測できているのだろう．その理由は，指導者に経験があり，指導者の中にこのようなプロセスが形成されているからである．

物事が「わかる」ためには，もちろん言葉（作業療法教育でいえば専門用語や基礎知識の理解）は必須である[13]．しかし，初心者は熟練者と違って経験がなく，それに基づく知識も蓄積されていない．したがって，パターン認識による解釈も，解決策としての選択肢も少ない．1つの現象（片麻痺対象者が立ち上がれないという様子）をみても，原因の推測ができない（考え込んで，答えられない）のは当然である．

このような問題解決パターンの違いを実習に当てはめていえることは，**指導者の卒後の経験を基にした知識や技術などのレベルを学生には求められない**ということである．それは，学生には経験も蓄積した暗黙の知識もないからである．同様の理由から，実習でよくみられる指導法，つまりプロローグで示したような学生に問いかけて答えさせる対話型教育方法（後述）は，少なくとも実習導入時期には余り効果的ではないといえる．

❸ 「経験知」の形成プロセス

経験が「経験知」として形成されるプロセスは**図15**のように示される．毎日の経験は意識化されないで忘れ去られるものが多いが，意識化されて残るものもある．それらが集約され，組織化・体系化され，専門的知識・技能となり，「経験知」となる．経験が「経験知」として形成されるには10年かかるとされており，これを「十年ルール」という[12]．このことからも，前述した**指導者の卒後の経験を基にした知識や技術などのレベルを学生には求められない**ということが理解できるだろう．

図14 熟練者と初心者の問題解決プロセスの違い

図15 「経験知」の形成プロセス

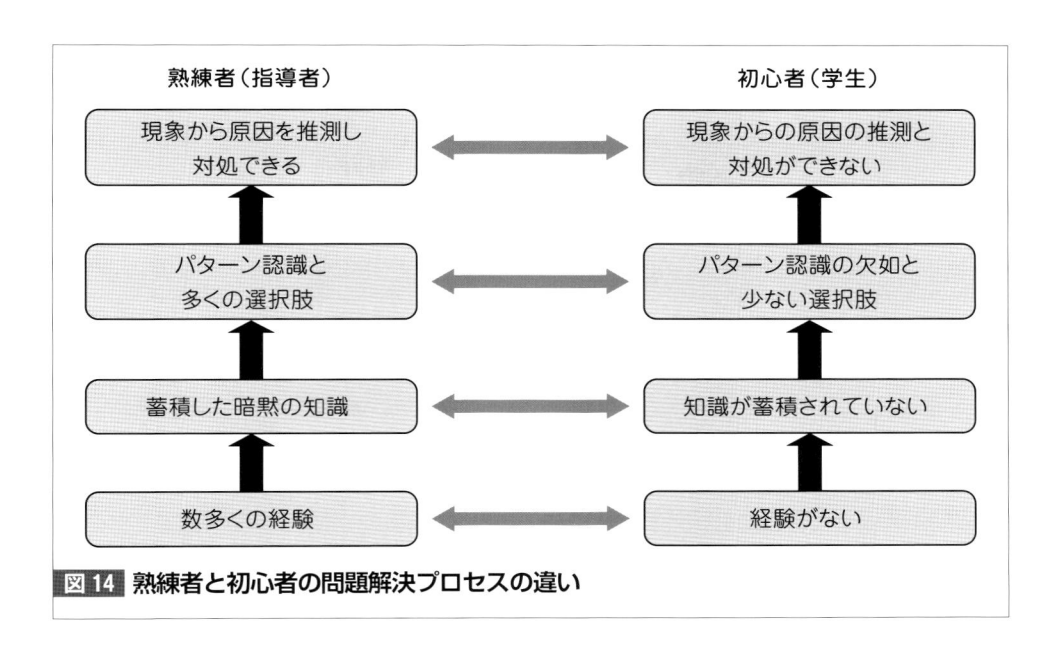

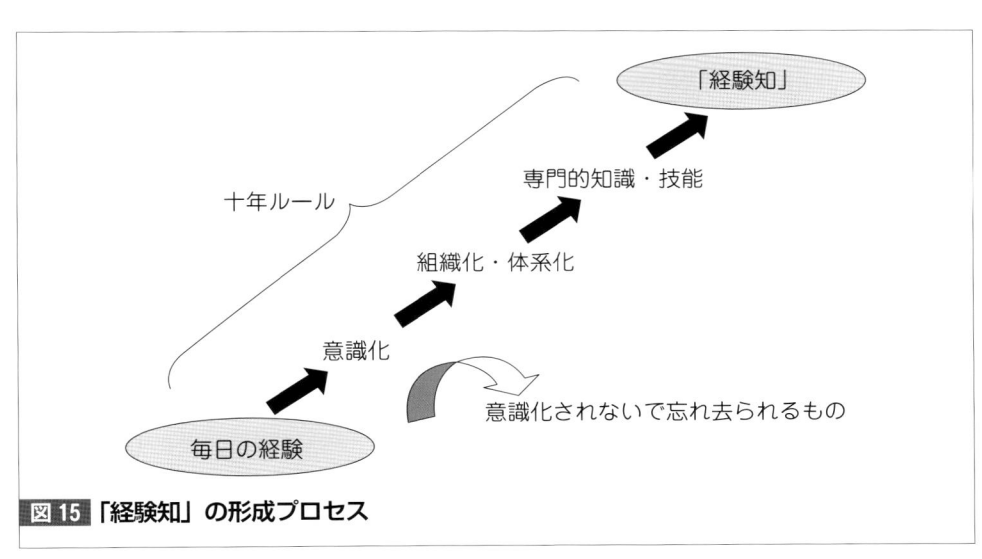

4 「経験知」を伝える前提

「経験知」を伝えていくには，指導者がそれを後進に伝える意志を明らかにする「表明の意志」（実習でいえば「指導を引き受ける」または「指導者になる」）がまず必要である．そして，暗黙の知識や技術などを**言葉で説明できるよう言語化・表在化**させ，整理・体系化する．指導者が言語化しないで伝承していく方法は「徒弟制度的伝承」である．

次に問題となるのが，「経験知」をいかに伝えるか，つまりはどのような方法で指導・教育していくかということである．

```
経験知の移転度    指導方法         学生の参加態度
高い       ・実践を通じた学習        能動的
           （指導者の下での経験）
        ・ソクラテスメソッド
           （対話型教育方法）
        ・体験談
        ・経験則
低い       ・端的な指示・説明・講義    受動的
```

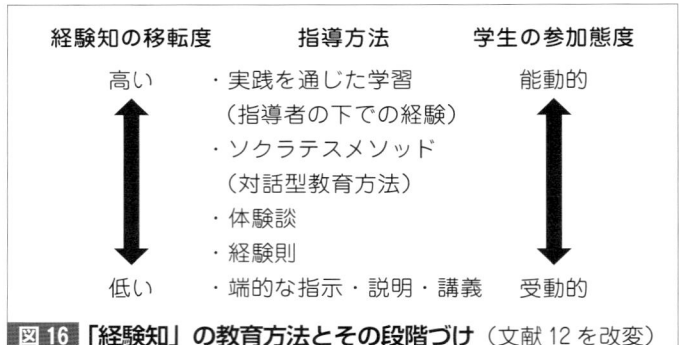

図16「経験知」の教育方法とその段階づけ（文献12を改変）

⑤「経験知」の指導・教育方法

「経験知」の指導・教育方法とその段階づけは**図16**のように示される．学生の参加態度が受動的（最も低いレベル）で，なおかつ経験知の移転度が最も低いのは，端的な指示・説明・講義であり，矢印の上に行くに従って両者とも高まる．実践を通じた学習（指導者の下での経験）が学生の参加態度も経験知の移転度も最も高い方法であるとされ，これからも実習の重要性が理解できる．

プロローグに示した学生の指導方法は，この図でいえばソクラテスメソッド（対話型教育方法）に相当し，実習指導の最も一般的な方法であろう．ソクラテスメソッドが有効とされる理由は，「学習者が積極的に関わり，自分の指向を明確化させ，固定観念に疑問を投げかけるから」[12]とされている．つまり，この対話型教育方法が成立するためには，学習者の側にも一定の経験と知識があることが前提である．前述したように，実習初期からこの方法を用いることの有効性には疑問がある．

5　段階的指導方法の提言

近年，クリニカルクラークシップ[14-16]，教員主導型臨床実習[17-19]，臨学共同による臨床教育システム[20]なども紹介されている．また，新人教育として行われているon the job training（OJT：職場内で仕事を通して部下を指導・育成すること）[21]という方法も参考になる．これらについては，それぞれ利点・欠点があるが，文献を参照していただくことにして，ここでは触れない．

表2に，これまでに述べてきた「経験知」の形成と伝承を考慮した段階的指導方法を提言する．

この方法の要点は，実習の導入時期は指導者が自分の臨床を言葉にして学生に伝えること（専門的知識・技術の言語化）で，学生のストレスを最小限にすることである．これは，学内教育でいえば「授業」に相当し，臨床における「教育」の段階であるといえる．学生の考えを口頭試問のように問う（プロローグで示した「患者が立ち上がれない理由」を問う）前に，指導者から「教育」する場面を意図的に設定するようにしている．

また，どの施設もその施設なりの治療の考え方，やり方がある．「これが普通，一般的」

> **表2** 段階的指導方法
>
> 第1段階：実習地に慣れ，実習分野に特有の考え方を理解する
> 　学生は対象者を担当せず，指導者の治療を見学し，説明を受ける．日々の記録（デイリーノートなど）は指導者の説明を記載する．指導者は，指導内容が正しく記録されているかをチェックする．
> 第2段階：治療の一部補助を通して対象者に慣れ，学生なりの観察力，表現力を養成する
> 　学生は，監督下で指導者の治療の一部補助を経験する．日々の記録は実施した治療内容や対象者の反応などを記載し，指導者はその正確性をチェックし，指導する．
> 第3段階：1回の治療全体を通して対象者に慣れる．学生なりの観察力，表現力を養成する
> 　学生は，監督下で指導者が立案した1回の治療全体を実施する．日々の記録は実施した治療内容や対象者の反応などを記載し，指導者はその正確性をチェックし，指導する．
> 第4段階：積極的な助言，指導の下，評価から治療の一貫した流れを実施する
> 　学生は担当症例の評価から治療までを実施する．指導者は不十分な点について積極的に助言，指導する．記録は実施した評価・治療内容や対象者の反応などを記載し，指導者はその正確性をチェックし，指導する．
> 第5段階：最小限の助言，指導の下，評価から治療の一貫した流れを実施する
> 　学生は2例目の症例を担当し，評価から治療までを実施する．学生はそれまでの学習内容を応用しながら評価から治療までを実施し，指導者は最小限の助言，指導を行う．記録は実施した評価・治療内容や対象者の反応などを記載し，指導者はその内容をチェックする．

と思っていても，他の施設ではそうでないこともある．したがって，学生がその施設独特の治療の考え方，やり方を学習する意味合いもある．そして，模倣の段階を経て，ある程度独立して評価から治療の一貫した流れを実施できるところまで進めていく．

　各段階にどの程度の時間をかけるかは，学生の能力によるところが大きいだろうから，学生に合わせて調節する．ただ，問題解決のプロセスを学習するには，評価から治療までのプロセスを経験する必要があり，「評価ができなければ」あるいは「評価のまとめができなければ」，治療の段階には進めさせないといったことは避け，指導者が助言しながらでも治療までの段階に進めるべきであると考える．

6 臨床実習課題と学生指導

1 臨床実習における課題のあり方

　当然のことながら，実習は対象者の評価・治療活動を中心に展開される．そのプロセスの中で，学生は学内教育との違いや応用を学び，迷いを感じれば学内教育で学習した内容に立ち戻り，また成書に当たって基礎を確認する．そしてまた，それらを対象者の治療活動に応用する．その往復によって学生は対象者から学び，主体的に知識を深めるという，OTとして働くために必要な態度を学習していく．

　このような態度の学習を補助するために，実習では対象者の治療活動以外にさまざまな課題が付加される．理想的には，実習課題は治療活動を展開する中で出てきた疑問を

解決したり，治療の裏づけとなる根拠を考察したり，治療上の工夫をまとめるといった実習中の学習が，結果として課題となるように計画するのが良いだろう．学生評価のための課題であったり，課題をこなすこと自体が目的となって治療活動と関係ないものになったり，課題に追い回されるような状況になると，実習本来の目的が失われることになりかねないので配慮が必要だろう．

　一般に，対象者の評価・治療活動以外に実習課題とされるものには，次のようなものがある．どれを最低限の課題とし，どれを選択課題とするかは，養成校との打ち合わせおよび学生の能力によって決定，調整する．

（1）デイリーノート
（2）レポート（見学，説明，講義などの）
（3）症例報告書
（4）文献抄読
（5）作業分析
（6）自助具・補装具・治療用具などの作製

❷ 課題展開と学生指導の具体例

1．対象者の評価・治療活動

1）認知領域

　対象者の評価・治療活動では，それまでに習得した知識・技術を基に，それを対象者に応用していく体験学習が主体になる．したがって，認知領域の学習については，不足している知識を学生自らが学習するか，指導者が文献や課題などを提示し，それを手がかりに学生が学習を進めるようにする．最近の教育は学生の自主性や主体性を重んじる傾向にあり，これらの領域については学生自らが進めていけることを期待したいし，養成校でもそのような態度の養成に努めるべきである．

　問題解決法の学習は実習において重要な課題であり，評価から治療計画立案，治療実施のプロセスは，まさに問題解決のプロセスそのものである（p10「図1．処方（依頼）から治療終了までのフローチャート（問題解決のプロセス）」参照）．学生は問題解決のプロセスを概念的には知っているかもしれないが，実際の担当症例の個別性に応じてこのプロセスを展開していかなければならない．この個別性が臨床実習の特徴であり，学内の机上の学習と学生間実習では得られない貴重な体験である．この意味からも，問題解決法は認知領域に属するとされるが，実習における問題解決の学習は単なる認知領域の学習ではなく，行動を伴った体験学習であるといえる．

2）技能領域

　対象者への治療技術や対応（精神運動領域・情意領域）は学生にとっては初めての，あるいは不慣れな経験であることが多いので，多大な援助が必要となるだろう．古米[22]は，技能の獲得度に模倣・熟練・応用・創造の段階が考えられるとし，模倣は指導者が行うことの模擬体験で比較的容易に習得できるが，熟練の段階以上は最終的には卒業後3～5年をかけて習得できるものであろうとしている．筆者も，実習における技能領域の到達レベルとしては，模倣から「慣れ」程度で良いと考えている．

　筆者は，特に治療技術については，まずなぜその治療を行うかという理由と具体的内

容を学生に聞き，次いで試行させるが，それが不十分であると判断されるときは，指導者から手本を示すことにしていた．その理由は，学生の試行錯誤で対象者に不利益を与えられないからである．

2．デイリーノート

デイリーノートはほとんどの養成校で課題としており，様式が指定されていればそれに従えば良い．様式が指定されていないときは図17を参考に，自施設の状況に合わせた様式を工夫すれば良いだろう．このデイリーノートは，学生の実習経過を記録として残すこと，自己学習を促すこと，指導者とのコミュニケーションツールとすることなどを目的に構成してある．学生はワープロやコンピュータの使用が可能であるので，実習開始時にひな形を提示し，それを基に記載させれば良いだろう．

通常，デイリーノートには学生のその日の行動記録とともに，説明を受けた事項や学生が疑問に思って調べたことなどを記録する．単なる日記にしないためには，学生はこれらの記載事項が後の自分の財産となることを自覚すべきであるし，そのように努力すべきである．

学生の日々の行動記録を振り返ることで，効率的な時間の使い方をしているかをチェックすることができる．また，最終的に学生の時間の使い方を種別（治療，自己学習，情報収集など）に集計することで，統計や研究の資料として使うこともできる．

自己学習内容は，学生が疑問に思い，自主的に調べたことを記載させる．この作業はOTとなってから疑問を解決したり，自己研鑽を積む態度の習慣化につながったりするものと期待される．学生がどのようにして疑問を解決したら良いか迷っているときは，指導者は適切な提言をするべきであろう．自己学習の内容によって，指導者は学生の知識レベルや何に興味をもっているかを知ることができる．また，指導者が新しい知識を得られることもある．後の参考となるよう，出典は必ず記載させるようにする．

指導内容を記載させることで，学生のまとめる能力を評価したり，指導者が指導したことが正しく理解されているかチェックすることができる．記載に誤りや誤解があれば直接（口頭で）・間接（デイリーノートを介して）に訂正する．

指導者が忙しく，定期的な指導時間を確保できない場合には，指導内容のチェックや学生の感想・意見，指導者のコメントなどによってデイリーノートをコミュニケーションツールとして使用することもできる．

デイリーノートは，学生からの一方通行とならないよう，指導者が内容をチェックした後に一言でもコメントを返すことが学生の意欲を高めることになるだろう．有効に活用すればデイリーノートは利用価値の高いものであるが，指導者は記載が負担とならないよう，また記載自体が目的とならないようチェックし，適切な助言をすべきである．

3．症例報告書

症例報告書は実習期間を通して学んだことの総まとめである．筆者は，症例報告書を対象者の治療から学生が学び得たことを加えて検討した小論文（p8「1．臨床実習の教育的意義はどこにあるか」の「集約学習」参照）と考えている．実習のまとめとしては，自己の治療経験と一般的な論説との対比，考察までを含めたものを求めたい．つまり，学生が実習で実施した治療が意図した効果を上げたか否か，それはなぜだと考えられるかを過去の知見に照らして考察させ，テーマ性をもった論文形式にまとめさせる（図18）．

行動記録	年　　月　　日（　　）
時　間	内　　容

指導内容

自己学習内容

学生の感想・意見

指導者のコメント

図17 デイリーノートの様式例

テーマ：症例報告書のテーマ決定	アクション：以下の流れに従って対象者とテーマを決定する
目的：症例報告書の対象者，考察のメインテーマを決定する	ワンポイントアドバイス：実習を通して学んだことをまとめるには，テーマを明確にし，絞ったほうが良い

1．この実習を通して学んだこと，興味をもったことは何ですか

（対象者選択やテーマは必ずしも成功したことだけではなく，上手くいかなかったこと，困難に感じたことでも良い）

2．症例報告書の対象者を誰にしますか

3．その対象者を選択した理由は何ですか

4．その対象者を通して学んだことは何ですか

5．何をメインテーマにして考察しますか

図18 症例報告書の対象者とメインテーマの決定

表3 症例報告書の一般的項目
Ⅰ．序（または「はじめに」） Ⅱ．治療 　1．一般情報 　2．他部門の治療 　3．作業療法部門の治療 　　1）作業療法の処方目的 　　2）初回評価の要約 　　3）問題点と目標 　　4）治療計画 　　5）治療経過および変更 　　6）最終評価 Ⅲ．考察 Ⅳ．まとめ（と謝辞） Ⅴ．文献リスト

対象者の治療を中心とした実習で，治療経験の経過をまとめるだけではもったいないだけでなく，担当した対象者に礼を失することになる．

　症例報告書を書く経験を通して，次のような目的が達成されると考えられる．
(1) 得られた情報を解釈したり，治療展開に至る問題解決のプロセスを明らかにすることで知的整理のプロセスを意識化する．
(2) 他者に理解されやすい文章を書く．
(3) 発表し，指摘を受けることで，自己の不足点を認識する．

　症例報告書の様式は養成校あるいは実習施設によって定められたものがあれば，それを使用すれば良い．症例報告書の一般的な項目を表3に掲げた．

4．文献抄読，研究課題

　過去においてはリハや作業療法に関する情報が少なかったため，最新の情報を入手することを目的に外国語文献の抄読を課題とする実習施設もあった．しかし，最近は情報過多といえるほど日本語文献を入手できる．したがって，外国語文献の抄読を課している実習施設は少なくなっているものと思われる．

　文献抄読を課題とする目的には，次のものが考えられる．
(1) 疑問を解決する手段として文献を検索する習慣を身につける．
(2) 最新の情報を入手する．
(3) いくつかの文献を読み，各種の見解をまとめる能力を身につける．
(4) 国内外文献の用語や文章に慣れる．

　文献抄読を課題とするときには，次のような指導方法が良いだろう．
(1) 学生が興味をもったテーマを1つ決め，それに沿って4または5文献を集める．
(2) 集める文献は雑誌・書籍を問わないが，なるべく最新のものとする．
(3) 集めた文献に基づき，共通の見解，対立する考え方などの視点でまとめる．
(4) 要旨を作成し，発表する．

(5) 発表の時期は8週間の実習の場合には，4～6週目とする．

　学生に選択させるテーマは，実習を経験する中で疑問に思ったこと，深く追求したいことになるよう指導の中で焦点化していく．具体的には「意識障害の治療法」であったり，「失禁の対策」，「失調症の治療法」であったりする．そのテーマに沿った文献を集め，たとえば治療法であれば共通の見解・方法あるいは異なった考え方があることを読みこなし，まとめさせる．

　文献抄読，研究課題をこなせる学生は少なくなっているが，これらを課題とする場合も学生の興味に任せるのではなく，症例報告書の「考察」部分として使えるよう指導すると良いだろう．8週間の実習の場合には，文献抄読の発表の時期を4～6週目とすると，症例報告書で選択した症例と文献抄読のテーマとが一致しないこともあるが，なるべくそのような方向となるよう早期から指導を行い，発表の時期も調整すれば良いだろう．

5．作業分析

　作業分析（もしくは活動分析）を課題とすることもあるようである．作業分析そのものの解説は本書の目的を超えるので，その他の成書を参考にされたい．ここでは実習の課題として作業分析を課す目的や意義について述べる．

　その他の課題と同じく，作業分析を独立した課題としたり，学生評価のための課題としたりする必要はないと考える．あくまでも治療内容を検討したり，深めたりする必要性があるときに限定して良いだろう．

　そもそも作業分析を行う目的には，次のようなものが考えられる．
(1) 治療活動に使える作業のレパートリーを増やす．
(2) その作業がどのような治療的側面をもっているかを知る．
(3) 対象者に合わせた治療的応用法を検討する．

　実習では，(1)の目的よりも(2)，(3)が主になるだろう．実習で作業分析的視点が必要となるのは，治療活動を選択するとき，ならびに対象者の進捗に合わせてその内容を変化させていく「段階づけ」の場面であろう．学生はなぜその作業を選択したのか，どのように治療的に使い，応用していくかを対象者に説明できなければならない．作業分析はその根拠を提供してくれるだろう．指導者はそのプロセスを援助し，学生の思考を整理する必要があろう．その一環として，また結果としてのまとめが作業分析という課題となるように導くべきである．その際，指導者も作業分析の手法に熟知している必要がある．

6．自助具・補装具・治療用具などの作製

　自助具・補装具・治療用具など（以下，自助具など）と作業分析は，養成校の学内教育で基礎学習がなされているだろう．したがって，作業分析と同じく，独立した課題としたり，学生評価のための課題とする必要はないと考える．対象者治療のプロセスで問題を解決する必要性が生じたときに課題とすれば良い．これらの課題の位置づけを前記のようであるとすれば，その必要性は指導者と学生が治療計画を討議する中で，あるいは治療経過の中で認識されていくだろう．

　自助具などの作製は一般に，案の作成，製作，試用，結果の検討と修正，フォローアップというプロセスをとる（**図19**）．それぞれのプロセスでとる指導者の役割には，次のようなものが考えられる．

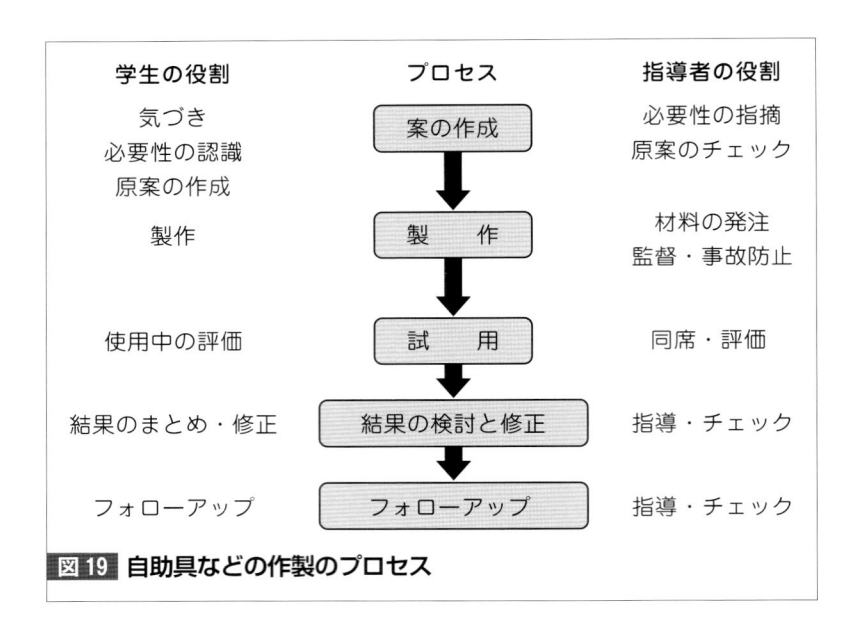

学生の役割	プロセス	指導者の役割
気づき 必要性の認識 原案の作成	案の作成	必要性の指摘 原案のチェック
製作	製作	材料の発注 監督・事故防止
使用中の評価	試用	同席・評価
結果のまとめ・修正	結果の検討と修正	指導・チェック
フォローアップ	フォローアップ	指導・チェック

図19 自助具などの作製のプロセス

　案の作成では，対象者の問題を解決するために自助具などの必要性を認識させることや，学生の案を現実的なものとするために助言を与える必要性があるかもしれない．少なくとも，製作に入る前に妥当な案であるかをチェックする必要はあろう．

　作業療法室には製作に必要な道具や工具は備えてあるだろうから，これらの活用は問題ないだろうが，電気工具などの危険な道具の使用については十分に注意するよう指導が必要である．使用できる材料は各施設とも予算が限られており，この予算の中で解決できるように導くべきである．特殊あるいは高価な材料を必要とするときは，案の作成の時点で代替案を考えさせる，もしくは指導者が手配するようにする．学生によっては自ら材料を用意することもあるが，これは組織人として働くうえでも許されないことを指導すべきである．

　試用および結果の検討の段階では，指導者の立ち会いの下に，案を考えたときの予想と実際の結果との差異を評価し，原因は何か，どのような解決策があるかを考えるようにさせる．必要があれば，自助具などを使用した状態での作業分析を行わせることも有効だろう．

　自助具などは必要性に応じて継続的に使用されて初めて有効であったといえる．したがって，「作りっぱなし」「（対象者に）渡しっぱなし」でなく，適宜フォローアップを行い，その使用状況を調査するよう指導する．フォローアップ中の対象者の感想から次へのヒントが得られることが多い．

　作製したもののまとめは，**図20**のような様式にすると，後の参考にもなり，情報や案を共有することができる．

　自助具などの作製はOTの専門分野であり，得意とするところであろう．自助具などの使用によって対象者の生活がより良く，便利に変化する様子を体験できることが臨床実習の醍醐味でもあり，学生のモチベーションを高めることになるだろうから，可能な限り機会を与えるようにしたい．

名　称：	製作日：　　年　　　月　　　日
対象者名：	目　的：

疾患・障害名：

作製時の工夫点：	次回から気をつけること：

図・寸法・材料・その他

（完成品写真貼付）

製作者：

図20 自助具などの作製のまとめ

7　実習困難を示す学生への対応
　　　—発達障害を有することが推測される場合

1　はじめに

　次の4つの事例を読まれて，どう思われるだろうか？　これまでに似たような学生を担当して途方に暮れたことがなかっただろうか？　（注：次の事例は事実に基づいてはいるが，個人が特定されないように操作してデフォルメを加えている）．

2　事例紹介

1．評価実習でつまずいたAさん

　Aさんは，3年後期の評価実習では，関節可動域や筋力などの基本的な検査が正確に実施できない，対象者に正しく関節角度計を当てられない，指導者から受けた指摘が記録に反映されない（前半は書いてくるのに，後半が全く訂正されていない），対象者の移動介助が何回指導を受けても上手くできない（その場ではできても，翌日になるとできなくなっている），などのために不合格となった．また，指導者からは対象者との接し方がいつまでも硬く慣れがみられない，対象者との距離が近すぎるか遠すぎるかで，ちょうど良い位置どりができないという指摘も受けていた．

　指導者は「OTの目的によって立ち位置や距離は変化する」と教えたが，Aさんは手指の使い方を観察するときに部屋の隅のほうから対象者を眺めていて細部がわからなかったり，作業に伴う全身の様子を観察しなければならないときに対象者の背後にぴったり寄り添って体幹の様子が観察できていなかったりと，実習中に行動の修正がほとんどできなかった．

2．総合実習で不合格になったBさん

　Bさんは実習当初から記録漏れが多く，指導者が指摘した事項のうち，前半は何とか訂正できたが，後半はほとんど手つかずのままで翌日に提出することが多かった．本人は「いわれたことをメモしていると，次に話されていることに注意を向けられなくなる」と訴えた．そこで，指導者がそれまで口頭で指摘していた記録の訂正箇所に付箋をつけて書き込むようにしてからは，多少改善できた．しかし，対象者の問題点を整理するに当たり，自力では優先順位がつけられなかった．ICFの図にはそれぞれの領域に問題点が十数個羅列してあり，指導者が「一番重要なことは何？」と尋ねても困惑するばかりであった．

3．精神科の総合実習で困難に遭遇したCさん

　Cさんは精神科の実習が期間の半ばにさしかかった頃，担当症例から強く拒否されて当惑していた．しかし，指導者の観察から，Cさんは担当症例の話した「内容」のみにとらわれ，どんな表情や雰囲気でそれを述べたのか，body languageがどうだったのか，などには全く気づいていなかった．そのため，指導者がこれらは記録の内容として必要なことを指摘しても，Cさんには理解困難であった．さらに，自分の話した内容が担当症例にどのように受け止められているか，ほとんど想像力が働かなかったため，相手が気

を悪くしたり不安になったりするようなこともずけずけといってしまった．指導者が「そのようにいわれたら相手の人はどう思うかしら？」とやんわり指摘しても，「必要と思ったので，そのように伝えました」とむしろ怪訝そうな面持ちでCさんは反応した．

4．とても不器用なDさん

Dさんは「ふざけているのか？」と指導者が初めのうち思ったほど不器用で，片時も目が離せない学生であった．片麻痺の対象者の介助をするときには，麻痺側に立つように何回指示されてもどちらに立ったら良いか判断できず，助けを請うような目つきで指導者をみていた．集団レクの企画を任せたときにも，対象者たちから思わず失笑が漏れてしまうほど身のこなしがぎこちなく，踊りの音楽と身体のリズムが全くずれていた．しかし，本人は真剣そのもので，周囲の反応にも気づかないかのように振る舞っていた．

リスク管理に関しても配慮を欠くことがあり，車椅子からベッドへの移乗を介助するときには，対象者から1mも離れた位置に立って眺めていたり，眼球の輻輳運動の評価で打腱器の柄を対象者のほうに向けて近づけたりし，そのような行動がどんな結果を生むか，全く気づいていないようであった．

以上の事例の学生たちは，養成校において授業を受けているとき，教員の目にはほとんど問題ないと映っていた．テストの成績もそれほど悪いわけではなく，ほとんどの教員は学生たちが実習施設でなぜそのような問題を起こしたのか，理解に苦しんでいた．しかし，もし教員が注意深く観察していたら，学生たちに発達障害の傾向があることはもっと早期から発見されていたかもしれない．

本節では発達障害の傾向を示す学生に対して，養成校と指導者がそれぞれどのように理解して指導すべきか，および両者が連携して指導するために必要な方略について解説し，提案する．ただし，筆者もこの件については模索中であり，ここで述べるのは現時点での暫定的な提言であることを最初に断っておきたい．

③ 発達障害とは

発達障害とは2005年4月に制定された発達障害者支援法でいう高機能広汎性発達障害およびアスペルガー症候群（autism spectrum disorders；ASD，自閉症スペクトラム障害），注意欠陥多動性障害（attention deficit hyperactive disorders；ADHD），ならびに学習障害（learning disabilities；LD）のことを指す．作業療法でのより幅広い用語（肢体不自由や知的障害，内部障害なども含む）とは範囲が異なるので，注意が必要である．また，これらは全く単独の疾患というよりもそれぞれ重複する部分があり，単純に区別できないことが多い（ADHDとLDの併存が約30%にみられるなど，図21）．したがって，この疾患だからこの症状と1対1での対応は難しく，学生の状態は正確に把握する必要がある．次に，その状態の原因と考えられる感覚・知覚・認知の特性を理解し，それに応じた指導を展開する必要がある．

図21 発達障害の概念と関連

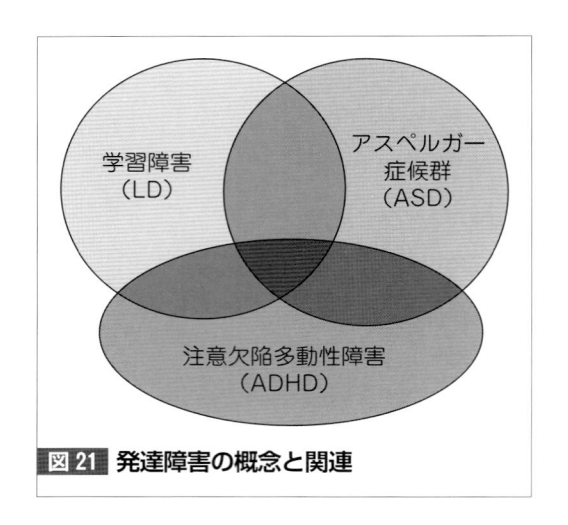

④ 発達障害傾向のある学生が示しやすい特徴

それでは，事例に示したような学生を含め，発達障害傾向のある学生はどんな困難を抱えているのだろうか？

次に，発達障害傾向のある学生が示しやすい特徴について，精神医学や認知心理学，感覚統合理論の観点を借りて簡単に解説する．詳細はそれぞれの文献[23-27]を参照されたい．

1．言語にかかわる認知

1）聞く能力

口頭での指示を頻繁に誤解する，また記憶にとどめにくい，字義どおりの内容で言葉を解釈し，皮肉や婉曲，二重の意味などのレトリックを理解しにくい，語られる場面や背景，文脈などによって同じ言葉でも意味が異なることを理解しにくい，相手の視点に立って考えることが困難，冗談が通じない，など．

2）読む能力

読み飛ばしや読みの誤りが非常に多い，読んだはずの内容を記憶しにくい，いわゆる「行間の意味」を読み解くことが難しい，情緒的な内容に共感することが難しい，など．

3）話す能力

日常的な会話がどことなく，ちぐはぐである，相手に共感して話しているように感じられない，口頭での報告が要領を得なかったり回りくどかったりする，一方的に話しているように感じられる，相手の表情や感情などを読み取って話すのが困難，など．

4）書く能力

要点をまとめて書くことが困難，脈絡の整った文章を書くのが困難，細部にこだわって全体の見通しがつきにくい，記録や課題などで指導者の指摘した部分が修正されずに残っている（口頭・文書で確認したはずでも），メモをとりながら話を聞くなどの複数課題の同時展開が困難，など．

2．非言語面的な認知
1）空間認知

　角度，方向，位置などの情報を正確にとらえる・伝えるのが困難，身体の運動を正確に把握し記録するのが困難，記録やレポートに描く図が著しく不正確（歪んでいる，大きさが整わない），整理整頓が苦手，など．

2）身体図式

　対象者と自分の身体部位の把握が困難，身のこなしが著しく不器用，またそれらがなかなか訂正されない，対象者との距離や立ち位置が適切にとれず，指導しても修正しにくい，など．

3）時間の構成

　時間の使い方が極度に下手，提出物が頻繁に締め切りに間に合わない，あらかじめ準備しておくということが困難（治療活動の準備などで対象者を待たせる），など．

3．それ以外の困難
1）感覚調整の問題

(1) 感覚に対する過敏な反応：聴覚では賑やかな場面や場所が苦手，触覚では不意に触られたりすると極端に驚く，触られることを避けようとする，嗅覚では特定の匂い（食品，薬品，化粧品など）が苦手，など．

(2) 感覚に対する低反応：過敏な反応の逆で，特定の感覚に気づかない，特定の感覚を強く求める，呼んでから振り向くまでに時間がかかる，手や足などの奇妙な動きが頻繁にみられる，絶えず身体のどこかが動いていてじっとしていられない，など．

2）情緒面の問題

　急な予定の変更に対して極端な情緒的反応（癇癪やパニックなど）を示す，他人との親密な関係が生まれにくい（いつまでも慣れにくい），周囲の感情に無頓着，など．

　以上は代表的な例であり，これ以外にも平均的な多数派（ニキ・リンコ[28]）のいう「定型発達者」）にはほとんどみられない言動が目立つ場合がある．また，これらの特徴が単独で現れるのは稀で，多くの場合にはいくつかが重なって現れることが多い．

5 養成校での対応

1．問題の発見
1）入学当初

　このような特徴をもつ学生が入学してきた場合には，教員はいつ気がつくだろうか？初年次教育の一環として少人数のセミナーなどを開講している場合で，教員に発達障害の知識や臨床の経験などがあれば，集団の中での行動に異質な面がみられるときに気づきやすい（コミュニケーションが上手くとれない，空気が読めずに「浮いている」など）．大学などの履修科目に選択が多く，自分で時間割を組まなければならない場合などでは，上手くできずに教務課の事務職員の手を煩わせることで気づかれることもある．しかし，多人数の講義形式の授業が続けばなかなか気づきにくい．

2）専門科目の履修時

　基礎作業学実習などで実際の活動に取り組むと，著しく不器用な学生や多動のある学生などは目立ちやすいことがある．また，空間認知や操作などに問題を抱えている学生もこの段階で気づかれることがある（作業活動に関する教員の指示を理解しにくい，指示と全く異なることをしてしまうなど）．専門科目の中でも検査・測定器具と他人の身体を操作する機会の多い評価学実習やADL実習などでは，不器用や空間認知などの問題を抱えている学生が目立ちやすい（移乗などの実習で何度練習しても相手の身体を上手く扱うことが困難，ベッドと車椅子の位置関係が不正確など）．また，触覚過敏のある学生は，これらの実習で被験者役を演じる際に身体に触られることに対して拒否したり，極度にくすぐったがったり，極端な場合には（触られることに対する嫌悪感から）その時間だけ欠席するなどの行動で目立つこともある．教員は一見ふざけているようにみえる行動にも注目し，授業後に個別に呼んで事情を聞いても良い．

　ただし，自分の苦手な領域が自覚できている学生の場合には，級友の支援を借りてこうした課題をこなす術を身につけていることもある．また，学生が巧みに苦手な課題に当たらないようにすることで，問題が気づかれなかった例もある（レク指導実習などで不器用を隠すために絶対にデモンストレーション役をせず，いつもパソコンやプロジェクターの操作などの「裏方」に徹していた学生がいた）．

2．教員の対応

　こうした学生に気づいた場合には，教員はどのように対応すれば良いだろうか？

　養成校にこうした学生に対する支援機関・組織（学生相談室や学習支援室など）が設置されている場合には，その担当者と教員が綿密な打ち合わせを行い，一貫した方針で対応すべきであろう．できれば，カウンセリングの専門家や発達障害に詳しい精神医学または作業療法の専門家が担当となることが望ましい．体験している困難を本人から十分に聞き取り，対応策（克服できるものであればその方法を指示する，あるいは代償方法を考える）を検討してもらえるのであれば，学生には満足であろう．

　しかし，学科として発達障害のある学生をどのように処遇すべきかに関して方針が確定されているかがまず問題となる．「発達障害の示すさまざまな特徴が対人援助職としてのOTの職務にとって大きな妨げになる」と考えるのであれば，実習に出して指導者や協力を依頼する対象者などに多大な迷惑をかけることに対して否定的な立場に立つであろう．ただし，この場合には，学生の保護者に対して実習の履修ができないことを納得いただくため，根拠の明確な説得がなされなければならない．

　逆に，「発達障害の傾向があるからというだけで実習を体験する機会を否定してはならない」と考えるのであれば，一定の支持や支援を受けながらでも実習が遂行できるか，機会を与えて観察しよう，という方針になるかもしれない．この場合には，指導者の言い分もよく聞き，合否の判定基準をどうするかなどについて事前の入念な調整が必要である．

　どちらが正解ということはいえないが，作業療法の起源の一つには人道主義の考え方があり，OTはこれまで障害を理由とした差別や偏見に反対する権利擁護の立場をとってきたことを考慮すれば，後者のほうが理想的かもしれない．しかし，実習現場の状況は年々このようなことを許容するゆとりを失いつつあり，実際に養成校から実習を依頼

する際には，それ相応の手間暇をかけて該当する学生の実習を引き受けていただける指導者を探すことに多大なエネルギーが必要になる．したがって，現実的には個々の学生に即して個別の事情を検討し，養成校と指導者との慎重な打ち合わせの後に方針を決定すべきであろう．

6 指導者の対応

1．問題の発見
1）実習開始時

指導者が真っ先に気づくことが多いのは，該当学生とのコミュニケーションから感じられる違和感であろう．「定型発達者」であれば当然に通じると思っていた常識が通じない言動を体験したときや，指導者の想定に含まれていない反応を示されたときなどは，「いったいこの学生はどうなっているのだろう？」と感じるに違いない．この違和感は「常識がない」，「社会的経験が不足している」だけでは説明のつきにくい「通じにくさ」を指導者に与えることが多い．

続いて，担当症例や対象者の評価に入ると，その対象者やケース担当者から指導者に対して該当学生に関するクレームがつくことが多い．その多くは学生とのコミュニケーションに関することであり，定型発達者としての指導者にしてみれば，耳を疑うようなことが報告される．言葉づかいの問題に始まり，場の雰囲気にそぐわない発言，対象者からの訴えに対する無視のようにみえる態度など，指導者にとっては驚きやショックなどが相次いで起こり，養成校の担当教員に連絡をする場合も多いだろう．

2）実習中間～後半

指導者の多大な支援を受けながら，何とか担当症例や対象者の評価に取り組んでいる際も，数々の問題が出現することが多い．佐々木ら[29]は，実習で不合格になった学生の困難さの分析を通して，次の特徴を抽出している．

①思考の柔軟性が低く，相手の立場に立った考え方や感じ方が困難である
②実習施設における職業人としての振る舞いに関する「暗黙の了解」が「読めない」ために「常識に欠ける」と見られる
③学習が汎化しにくい
④指導者から見て勝手な自己判断をする（思い込みが強すぎる）

さらに，これらの学生は自身の問題に気づきにくく，指導を受けても修正・改善が困難である点が指摘されている．

このうち，①は最近の学生全般の特徴でもあるが，②と③の特徴は，何回か指導を繰り返してようやく可能になったことが，条件や状況がちょっと変化しただけで全く応用が利かないという困難さを生み出すことにつながり，指導者にとってはあたかも異文化世界からの来訪者と接しているような感じを受けるかもしれない．④の特徴は，自分が独特の感じ方や考え方をしていることに対する学生の自覚のなさからくると思われる．

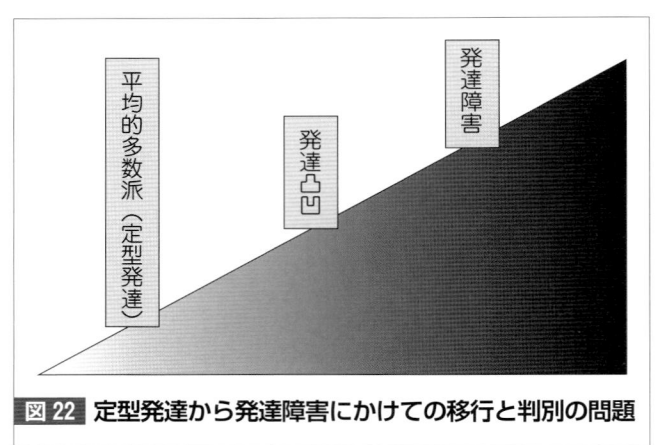

図22 定型発達から発達障害にかけての移行と判別の問題

2．指導者の対応
1）まずは理解することから

　脳卒中や脳性麻痺などの目にみえる障害とは異なり，発達障害はいわばグラデーションの世界といえる．つまり，**図22**に示すように，どこからどこまでが「正常」で，どこから先が「障害」かが判然としないのである．

　杉山[25]は中間のグレーゾーンを「発達凸凹」と名づけ，発達障害の傾向をもっている人が，本人にとっては「何となく生きにくい」，周囲の人にとっては「何となく変な人」と感じられる世界，と述べた．ただし，これらの人々は実習まで生まれてこの方，自分以外の感じ方・考え方を経験したことがなく，理解する必要もなかったわけであり，これは定型発達者も同様であるかもしれない．

　したがって，指導者だけでなく学生も初めてのカルチャーショックに打ちのめされているかもしれない．そうであれば，2つの世界の間で「翻訳」が必要になるわけで，指導者の側は「私のように感じなさい」と押しつけることはできない．要は，2つの世界の間には大きな違いがあることを前提としつつ，自分の正当性のみを主張するのではなく，お互いの感じ方や考え方などを理解しなければならないだろう．そのうえで，OTとして必要な業務の遂行に際して発達障害傾向のある学生の認識や感性などが，現場でどの程度通用するものなのか，個々の事例に則して判断するしかない．われわれはOTであり，自分とは異なる感性や思考などの持ち主に対しても，それに合わせた指導の内容や方法を考えることは，日頃の臨床活動の中で実践しているのではないだろうか？

2）発達障害とICF

　図23は発達障害傾向のある学生の抱えている困難をICFのシェーマに当てはめてみたものである[23,24]．つまり，従来，学生個人の「障害特性」に還元していたことを多様な因子が影響を与える生活世界の中の出来事としてとらえ，その影響を分析するわけである．これによれば，学生個人の心身機能・構造は活動と参加に制限を与えてはいるが，環境因子からのサポートを受けた場合には，その制限が多少なりとも緩和される可能性も考えられることになる．また，そのようなサポートを受けている間に学生が自分自身の特性に気づき，それが実習という環境で課題を遂行する際に与えている影響を自ら分析するようになるかもしれない．

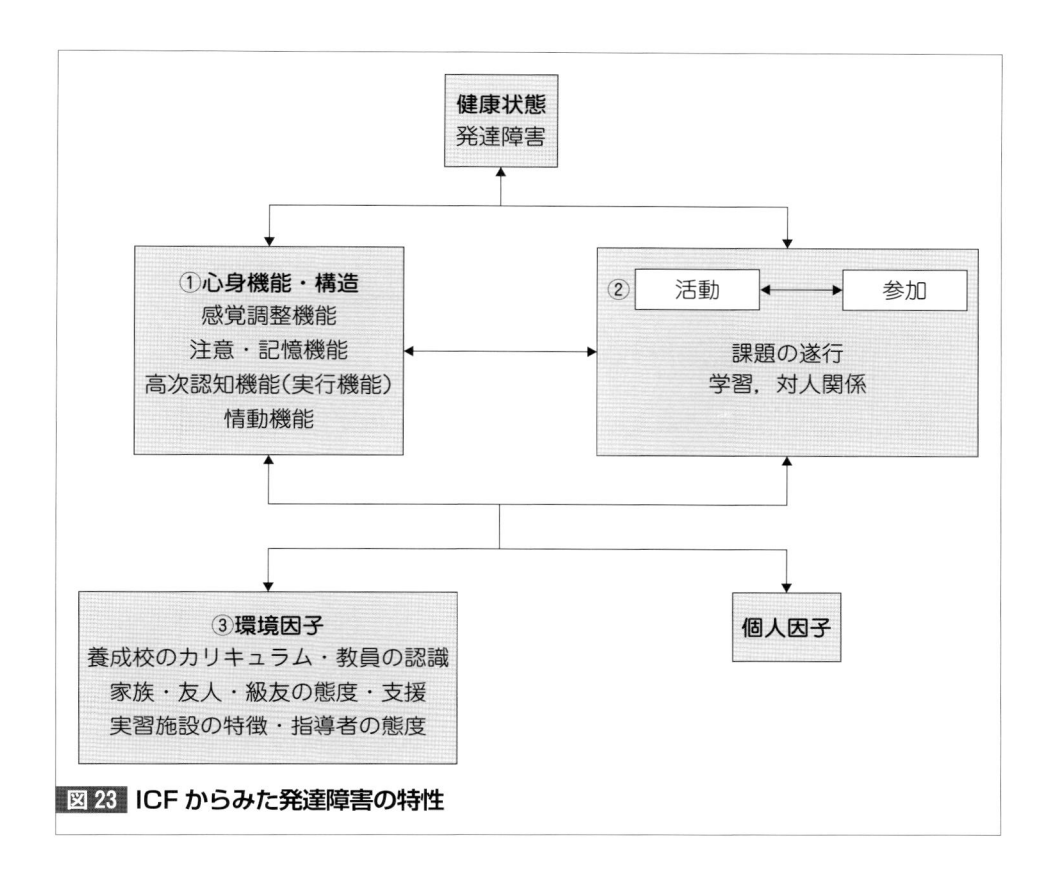

図23 ICFからみた発達障害の特性

大杉[30]は発達障害傾向のある人を雇用する際の注意として，当事者だけの問題として扱うのではなく，「マイノリティ問題は…（中略）…多数者である周囲との相互の関係がもたらす問題」であることを認識する必要があるとしている．具体的対応としては「成功体験，仕事での役立ち，仲間の一員として認められるという状態をひとまず作り，それを本人に確実に実感させ，一つ一つ振る舞いを修正していくことが有益」と提案している．そのような支援を行うには具体的にどうすれば良いか？

3）生活技能訓練（social skills training；SST）の考え方

米田[31]はASDの就労に向けたSSTの工夫として，次のような技法を挙げている．
(1) モデリング：簡単でわかりやすい場面と行動から模倣する．
(2) シェイピング：課題を細かく分割して1つずつクリアさせる．
(3) ロールプレイ：「型から入る」ことを徹底し，「気持ち」は後づけする．
(4) フィードバック：相手のどんな行為の，どこが良かったのか明確に指摘する．

具体的には，指導者に付き添わせて徹底的にOTのやり方を教え込むわけである．
ただし，その場合には指導者が前提として次のことを理解しておく必要があると思われる．
(1) 発達障害傾向の学生は本人なりの特徴のある考え方や感じ方などをする．それは平均的多数派（定型発達者）のものとはかなり異なる可能性が高い．
(2) しかし，学生自身はこれに無自覚なことが多い．特に未診断の学生は自分と異なる考え方や感じ方などをする人がいることにすら気づいていないことが多い．

第4章 臨床実習の指導方法

(3) そのため，指導者と学生の双方が考え方や感じ方などの違いにストレスをため込み，実習指導に困難をきたす場合がある．

(4) 指導者は実習開始後早期に学生に対する違和感を感じた場合（この学生は何か違う，変だなど），発達障害を疑ってみるほうが良い．

(5) ただし，学生が未診断の場合には，指導者は勝手に発達障害という判断を下さないほうが良い．

(6) 「あなたは○○や××ということが苦手なんだね」と事実のレベルで伝え，「どうしたらそれが克服できるか，一緒に考えてみましょう」と支持的なメッセージを伝えると良い．

この場合には，学生を傷つけないように配慮したつもりで遠回しな表現を使っても，ASDの疑われる学生では前述の認知特性のために指摘に気づかないことが多いので，注意しなければならない．

(7) 「あなたは〜ができない」，「OTには向いていない」などのメッセージは，学生に混乱をもたらし，自分の全体を否定されたと思い込むことが多い．むしろ「人格や性格を否定しているのではありません．あなたのエラーという『事実』を問題にしているのであり，どうしたらそのエラーを再び起こさないようにできるか，一緒に検討しましょう」というメッセージを伝える必要がある．

定型発達者は「なぜそこまでいちいち説明しなければならないのか」というかもしれないが，ASDの疑われる学生のような少数派にとっては，このように「翻訳」してもらわないと，言葉の本来の意味が上手く把握できないのである．定型発達者にとっては当然なことでも，ASDの疑われる学生にとっては少しも自明ではない，ということである．

職務に関する具体的な技能に関しては，学習理論や行動分析理論などの適用が可能かもしれないが，実習のもう1つの領域である「職業人としての態度や行動の獲得」については，ASDの疑われる学生にとって習得がかなり困難と思われる．なぜなら，最も苦手なのが，文脈や相手の心の動きを「読む」ことだからである（余談だが，上司から「もっと（職場の）空気を読め！」と叱咤されたASDの青年が，「空気は読むものではありません．吸うものです！」と真顔で抗議した，というエピソードは笑うに笑えないものである）．

❼ 養成校と指導者の協力・連携

以上から，実習で困難を示す学生の指導に際して養成校と指導者の密接な連絡と連携が必要なことは明らかであろう．養成校はなるべく早期に学生の特性を把握し，指導者に前もって情報提供をするとともに，対応方法に関してもかなり具体的に知らせておくべきである．指導者の中には「そのような情報があると先入観をもつので，正確な指導・評価が困難になる」として養成校からの情報提供を拒む者がいるかもしれない．しかし，平均的な発達を遂げている者と異なる学生の指導では，そのようなことをいっていては非効率的であるのみならず，誤解に基づく誤った指導を進めてしまうリスクがあるため，養成校から説得すべきであろう．できれば，指導者会議などの機会をとらえ，養成校と指導者の情報共有を図るのが望ましいが，昨今の指導者のいそがしい状況などを考えると養成校から指導者に丁寧な説明を添付した資料を送付する程度にとどまるかもしれな

い．その場合には，養成校の担当教員と指導者の電話連絡などで詳細に関して補足しておくと良い．最も良くないのは指導者への「丸投げ」であり，学生と指導者の双方にダメージを与えることになるので，これは避けなければならない．

❽ 実習成績評価と進路

望月[32]は一般企業が新規採用予定者に抱いている期待について，早期に確実に身につけて欲しい能力として，①相手の主張を理解できる，および②正しく情報を伝えられる，その次に優先度の高いものとして，③理解のために質問できる，④言外の意味を理解できる，⑤まとめて説明できる，⑥与えられた時間内に相手にわかるように説明できる，などを挙げている．

一般企業への就労の場合には，卒業と同時に前記のような高いハードルに直面して挫ける発達障害者は多い．実習は卒業前にこれらの機会が前倒しして与えられるため，やり直せる機会があると考えることもできるだろう．指導の結果，どうしてもこのハードルを越えるのが困難な場合には，指導者や教員などが再実習を目指すよう指導するだけではなく，進路の変更を提案する場合もある（注：筆者は実際に数名の事例をみており，変更先としては，社会福祉士，医療事務職，調理師，保育士などがある）．しかし，ほとんどの養成校で長期の実習は最終学年に配置されているため，本人が自分の限界を感じとって進路変更に積極的に取り組もうとするのに対し，保護者は「せっかく最終学年まで来たのだから，（再実習で良いから）何とか合格を勝ち取って無事に卒業して欲しい」，「合格するまで指導するのが教員や指導者などの役目ではないか！」と主張することもあり，家族の中で意見の調整が難航する場合も多い．

こうした土壇場で冷静に議論するのはかなり難しいことを考えれば，養成校は❺で述べたように入学後早期から修学と生活の困難さ，不適応の兆候などがないか，注意して学生を観察し，本人の困り度を推測して適切な相談や指導などを行う必要がある．学内に学生を支援するシステムがある場合にはなるべく早期から利用を勧め，システムの担当者と担任，学科長などが必要に応じて情報を共有できるようにしておくことが望ましい．また，そのことを保護者にも適切に知らせておくべきである．もし教員の中に発達障害に関する臨床経験者がいれば，比較的早期にこれらの学生に気づくことが可能であろう．場合によっては，その教員をキーパーソンとして対応し，適応的に振る舞うためのノウハウを提供したり，困ったときの「駆け込み寺」として機能してもらう方法もある．

未解決の問題は，「発達障害傾向のある学生であるからという理由でOTになる可能性が全面的に閉ざされてはならない」とする立場と，「卒後に求められる職務の水準を考えると，発達障害傾向のある学生は早期に進路変更を考えるほうが良い」とする立場の間の議論がなかなか交わらないことである．前者は人権擁護の考え方からすれば当然と判断する者もいるだろう．しかし，この学生を卒業後に雇用したときに現場で想定されるリスク，すなわち対象者，同僚に及ぼす影響を考えると，早期に進路変更を提案するほうが良い，と考える者もいるだろう．筆者は今回問題を提供するにとどめ，今後の議論の深まりを期待したい．

8　実習中のハラスメント

　近年，実習においてもハラスメントが問題とされることがあるので，指導に当たって十分に注意する必要がある．
　一般にハラスメントとされるものには，次のようなものがある．
1）セクシャルハラスメント（セクハラ）
　性的な要求や言動を受け入れることを学習を進める際の条件としたり，それを学生評価の前提とする．受け入れられない場合に学習環境を悪化させることなどをいう．
2）アカデミックハラスメント（アカハラ）
　教育上の上下関係を不当に利用して，不利益な取り扱い，嫌がらせ，精神的な暴力・虐待，学習の妨害など，学習環境を著しく阻害することをいう．
3）パワーハラスメント（パワハラ）
　教育（もしくは業務）上の上下関係を不当に利用して，不利益な取り扱い，嫌がらせ，精神的な暴力・虐待，学習の妨害など，学習（もしくは業務）環境を著しく阻害することをいう．
4）アルコールハラスメント（アルハラ）
　飲酒行為に関係する嫌がらせであり，飲酒の強要，一気飲みの強要，意図的な酔いつぶし，飲めない人への配慮の欠如，酔ったうえでの迷惑行為などをいう．
　ハラスメントで重要なのは，「ハラスメントに当たるかどうかは，基本的には，ハラスメントをした側の意図や認識にかかわらず，**ハラスメントを受けた人が不快に感じるかどうかによって決まる**」ということである．実習指導においても不用意な言動でハラスメントと受け取られないよう，十分な配慮が必要である．
　実習でハラスメントとなる可能性があるのは，たとえば次のような場面が考えられる．
(1) 指導者と学生の2人だけで，身体的な介助法を練習する．
(2) 一定限度を超えて夜遅くまでフィードバックをする．
(3)「そんなことではOTになれない」などといった主旨のことを発言する．
(4) 学生に同僚スタッフのことを悪くいう．
(5) 課題の締め切りが近いことがわかっていながら，あるいは学生の意向を無視して，食事・飲酒に誘う．

文　献

1) 日本社会事業学校連盟，全国社会福祉協議会，社会福祉実習のあり方に関する研究会，編：社会福祉施設等における「現場実習」指導マニュアル（案）．全国社会福祉協議会，1988
2) 戸来亜也佳，山口　昇：臨床実習における不安の時系列的変化とその対処法―質的研究アプローチを用いて．平成21年度群馬大学医学部保健学科卒業論文集，2009
3) 戸田昭直：相手がわかるように教える技術．中経出版，2004
4) 富岡詔子，他：作業療法学科における臨床実習教育の現状と問題の検討―指導者と養成校教員から見た臨床実習の現状と課題．信州大学医療技術短期大学部作業療法学科研究調査報告書，1995
5) 小林夏子，平　一男，椎原康史，他：作業療法臨床実習教育改善に関する調査研究．群馬大学医学部保健学科調査研究報告書，1997
6) 高木邦子：現代の学生気質とその対応．OTジャーナル　45：302-325，2011
7) 苅谷剛彦：教育改革の幻想．ちくま新書329，筑摩書房，2002，p55-64
8) 尾木直樹：「学力低下」をどうみるか．NHKブックスNo955，日本放送出版協会，2002，p77-83
9) 山口　昇：作業療法臨床実習の問題と実習指導―「経験」を伝える実習から「経験知」を伝える実習へ．OTジャーナル　39：1238-1245，2005
10) 梶田正巳，編：授業の知―学校と大学の教育革新．有斐閣選書，有斐閣，2004
11) 小島恭子，野地金子，編：専門職としてのナースを育てる看護継続教育―クリニカルラダー，マネジメントラダーの実際．医歯薬出版，2005
12) Leonard D, Swap W：Deep Smarts：How to Cultivate and Transfer Enduring Business Wisdom. Harvard Business School Publishing, 2005（池村千晶，訳：「経験知」を伝える技術―ディープスマートの本質．ランダムハウス講談社，2005）
13) 山鳥　重：「わかる」とはどういうことか―認識の脳科学．ちくま新書329，筑摩書房，2002，p57-58
14) 植村研一：アメリカにおける医学生の臨床実習．医学教育　23：151-154，1992
15) 植村研一：効果的な臨床実習．日本医学教育学会，監，日本医学教育学会教育技法委員会，編：臨床教育マニュアル―これからの教え方，学び方．篠原出版新社，1994
16) 中川法一，編：セラピスト教育のためのクリニカル・クラークシップのすすめ．三輪書店，2007
17) 洲崎俊男：教員主導型臨床実習の方法と効果．PTジャーナル　32：485-490，1998
18) 杉原素子：作業療法教育課程における臨床教育（実習）の考え方．作業療法　15：488-493，1996
19) 杉原素子：大規模定員を有する大学と臨床教育（実習）方法．OTジャーナル　31：99-103，1997
20) 丹羽　敦，他：新しい臨床実習形態の提案．臨学共同による臨床教育システムの構築．OTジャーナル　46：1342-1347，2012
21) 寺澤弘忠：OJTの実際―キャリアアップ時代の育成手法（第2版）．日経文庫，日本経済新聞社，2005
22) 古米幸好：精神運動（技能）領域の教育―臨床に結びつく技能．PTジャーナル　31：62-67，1997
23) 田中康雄，佐藤久夫，高山恵子：アスペルガー症候群の理解と対応―ICFモデルから考える（第2版）．えじそんくらぶ，2005
24) 田中康雄，高山恵子：ボクたちのサポーターになって‼1―注意欠陥多動性障害を理解するための手引き．えじそんくらぶ，1999
25) 杉山登志郎：発達障害のいま．講談社現代新書2116，講談社，2011
26) 広沢正孝：成人の高機能広汎性発達障害とアスペルガー症候群．医学書院，2010
27) 加藤寿宏：大学で生きづらいアスピーな学生への指導と関わり方．臨床作業療法　9：25-30，2012
28) ニキ・リンコ，仲本博子：自閉っ子，深読みしなけりゃうまくいく．花風社，2006，pp49-80
29) 佐々木祐子，八田達夫：臨床実習における学生の困難さの分析―発達障害の観点から．作業療法教育研究　10：15-22，2010
30) 大杉　健：一般企業職場での雇用．精神療法　35：332-337，2009
31) 米田衆介：自閉症スペクトラムの人々の就労に向けたSST．精神療法　35：318-324，2009
32) 望月葉子：発達障害者の就労支援の課題―通常教育を卒業した事例が教えてくれたこと．臨床作業療法　9：36-40，2012

5 臨床実習の学生評価

　臨床実習の学生評価は，その後の学生の運命を左右することもあるので，学生・指導者，また養成校にとっても大きな関心事である．どのような基準で，学生の何を評価し，その最終決定権は誰にあるのか，考えなければならない点は多い．
　本章では，教育評価の2つの側面，学生評価の基本的考え方，指導者側の評価について述べる．

1　教育評価の2つの側面

　教育評価には大きく分けて2つの側面がある．1つは教育を受けた側，つまりは学生の評価であり，もう1つは教育を行った側（実習では指導者）の評価である．
　学生の最終評価もしくは合否判定，つまり学生が教育を受け，学習した後にそれをどの程度習得したか，あるいは到達目標を達成したかという，学習が終了した後の評価は一般的であり，誰もが経験したことであるので，容易に想像がつくだろう．
　しかし，教育評価には教育者が適切に教育を行うことができたかを振り返るための評価，つまり教育者側を評価する側面があることも忘れてはならない．実習でいえば，実習スケジュール設計，学生が担当する対象者の選択，学生指導やフィードバックの内容・方法などが適切であったかを振り返ることがそれに当たる．この指導者側の評価は，実習指導方法の改善や指導者の成長などにつながるものである．

2　学生評価の基本的考え方

　まず学生評価の一般的な考え方について述べ，次に実習における評価について筆者の私見を交えて述べる．

1　学生評価の種類

　学生評価は評価を実施する時期・目的・方法によって種々の分類が可能である[1]．
　学生評価を行う**時期による分類**としては，次のものがある．

(1) プリテスト
(2) 中間評価
(3) 最終評価
(4) フォローアップテスト

また，**目的による分類**としては，次のものがある．

(1) 診断的評価
(2) 形成的評価
(3) 総括的評価

プリテストは，学習を行う前の学生にどの程度の準備状態があるかを測定し，指導開始の基準や指導方法を決めるために実施する．この目的のために行う評価を**診断的評価**ともいう．一般に，プリテストは学生の準備状態を確認するだけで，その結果を最終評価に組み入れてはならないとされる．また，筆記式のプリテストは主に認知領域を評価しており，ペーパープランニングなどのシミュレーションも問題解決能力を一部評価できるものの，学生が実際にもっている態度領域・技能領域の能力は評価できないことを認識しておく必要がある．

中間評価は，学習過程の途中で学生が到達目標をどの程度達成しているかを判定するために行う**形成的評価**である．そして，その結果を学生と指導者にフィードバックし，その後の教育方法を修正するために用いる．つまり，その中間評価の結果によって学生は自己の不足部分が認識でき，その後の学習の方向性が明確になる．また，指導者はその後の教育方法を変更することができる．その目的から中間評価は1回とは限らず，必要に応じて複数回行われることがある．

最終評価は，1つの教育課程が修了したときに，学生が到達目標を達成できたかを総括的に把握し，判定するために行う．この目的のために行う評価を**総括的評価**ともいう．総括的評価は，使用する評価基準によって相対的評価と絶対的評価がある．**相対的評価**は，学生が属する集団（例；クラス）の中で個々の学生がどの順位にあるかを判定するものである．従前の「5段階評価」がこれに相当する．これに対して，一定の基準に達したかを判定するのが**絶対的評価**であり，その結果は一般に合格と不合格の2段階で表される．OTなどの国家試験も一種の絶対的評価である．また，基準をさらに細分化して，合格を「優・良・可」などの段階で表すことがある．

この他に，学習が終わってから一定期間後に学習内容がどの程度保持されているかをみるために行われるのが**フォローアップテスト**である．

❷ 教育評価の領域と評価方法（図24）

教育目標は知識・技能・態度（あるいは認知・精神運動・情意）の3領域に分けることができる．そして，教育評価ではそれぞれの領域を評価する必要がある．

知識（認知）領域は，記憶—想起，解釈，問題解決のレベルがあり，後者に向かうに従って高度な能力が必要とされる．

記憶—想起は，知識を記憶し再びそれを想起する．つまり「知っていて思い出せる」知識のレベルをいう．解釈は，たとえば与えられたデータから知識を統合してデータの裏にある事実を推測することなどが含まれる．問題解決は，解決の手がかりが与えられ

		論述試験	口述試験	客観試験	シミュレーションテスト	実地試験	観察記録	論文研究課題
認知領域	想起(知識)	▲	▲	▼				
	解釈(理解)	▲	▲	▼				●
	問題解決	▲	▲	▼	●			●
技能領域						▼	▲	
態度領域							▲	
評価の広さ		狭	狭	広	中	狭	広	狭

図24 評価可能な行動と領域の広さ（文献1を改変）

ていない問題に対して，その問題を解決するために自分のもっている知識を動員し，情報を集めて問題を同定する．そして問題を解決するための計画を立て，その遂行結果を分析し，自分の立てた解決方法が正しかったかを評価するという一連のプロセスを実行できる能力をいう．このように，問題解決は応用・統合・評価のレベルに細分化できる．実習で最も必要とされるのは，この問題解決の能力である．

知識領域を評価する一般的な方法には論述試験と客観試験（いわゆる筆記試験），口述試験があるが，シミュレーションテストや小論文，研究課題なども使うことができる．

技能領域を評価する方法としては実地試験・実技試験がある．実技試験で評価するものは，たとえば検査・測定や治療などに必要な技能そのものであり，評価方法はその技能を遂行しているときの観察である．技能を遂行するには知識が必要であるが，これを確認するためには別に知識領域の評価方法を用いなければならない．技能領域の評価方法は観察であることから，評価者による偏りをなくし，どの部分が優れていたかあるいは劣っていたかを可能な限り客観的に評価できるよう，評価項目をチェックリストやルーブリック[2]（rublic：パフォーマンスの成功程度を数段階に分けて記述し，達成度を判断する評価基準を示すもの）にし，明確にしておく必要がある（**表4**）．これらの項目を**下位行動目標**ともいう（**表5**）．

態度領域には，対象者への思いやりや真摯な態度，職員との協調的態度，学習における学生の自発性や探求心など，人を対象とする専門職としての成長に向けての態度や人間性の側面が含まれる．態度領域の評価方法は，前述の技能領域と同様に観察である．ただ，知識領域と技能領域はある程度一定の基準が明確であるが，態度領域については何が望ましい態度であるかが評価者によって異なる可能性がある．そのため，評価項目をさらに具体的に明確化しておかなければならない（**表6**）．また，評価の信頼性を高めるために，1回のみの現象の観察ではなく，長期間のいろいろな場面での観察が必要になる．

表4　ルーブリックの例

対象学生：総合実習終了直前の作業療法学科学生
行動目標：対象者の関節可動域測定が行える

総合判定 （いずれかに ○をつける）	5 非常に優れる	4 優れる	3 満足	2 劣る	1 非常に劣る	備考
情報収集	⑤事前に情報収集を行い，注意点・禁忌事項などを確認した		③事前に情報収集を行ったが，注意点・禁忌事項などは確認しなかった		①事前に情報収集を行わなかった	
事前準備	⑤事前に角度計3種および記録用紙を準備した		③事前に角度計3種を準備したが，記録用紙は忘れた		①対象者が到着してから，角度計と記録用紙を準備した	
説明と同意	⑤対象者の理解度に合わせて説明を行い，同意を得た		③教科書的な一通りの説明を行い，同意を得た		①説明を行うことなく，実施した	
スクリーニング	⑤測定前に，対象者の話から痛みや感覚障害の有無などの情報を得た				①測定前に，対象者の話から痛みや感覚障害の有無などの情報を得なかった	
	⑤測定前に，静的姿勢・自動運動の観察を行った				①測定前に，静的姿勢・自動運動の観察を行わなかった	
	⑤事前情報・対象者からの聴取・観察から重点的に測定すべき関節を決定できた		③事前情報・対象者からの聴取・観察は行ったが，重点的に測定すべき関節が決定できなかった		①重点的に測定すべき関節が決定できなかった	
測定技術	⑤測定する関節に適切な角度計を選択できた．あるいは，角度計選択の誤りは3割未満であった		③角度計選択の誤りが3割以上6割未満であった		①角度計選択の誤りが6割以上あった	
	⑤基本軸・移動軸のずれ（5°未満）がなかった．あるいは，当て方・測定精度の誤りは3割未満であった		③当て方・測定精度の誤りが3割以上6割未満であった		①当て方・測定精度の誤りが6割以上あった	
	⑤すべて正確に読みとることができた．あるいは，読みとりの誤りは3割未満であった		③読みとりの誤りが3割以上6割未満であった		①読みとりの誤りが6割以上あった	
対象者への配慮	⑤測定中に，対象者の訴えや表情などに配慮していた				①測定中に，対象者の訴えや表情などに配慮することがなかった	
	⑤対象者の訴えや疲労度などから，測定方法の変更もしくは測定中止が判断できた				①対象者の訴えや疲労度などから，測定方法の変更もしくは測定中止が判断できなかった	
	⑤測定後，対象関節を安静肢位に戻した．あるいは，安静肢位に戻さないことが3割未満であった		③安静肢位に戻さないことが3割以上6割未満であった		①安静肢位に戻さないことが6割以上あった	
記録	⑤すべてを正確に記録できた．あるいは，記録間違いは3割未満であった		③記録間違いが3割以上6割未満であった		①記録間違いが6割以上あった	
実施時間	⑤30分以内で必要な関節の測定を終了できた（四肢全関節の場合）		③30分以上1時間以内で終了できた（四肢全関節の場合）		①1時間以上かかっても，終了できなかった（四肢全関節の場合）	

総合判定基準：注）「非常に優れる」から「劣る」に判定する場合には，「説明と同意」と「対象者への配慮」の4項目に1つでも①があってはならない．その場合には「非常に劣る」に判定する
5（非常に優れる）：⑤の項目数が11以上あり，残りの項目が③である場合
4（優れる）：⑤の項目数が8以上11未満であり，残りの項目が③である場合
3（普通）：⑤の項目数が5以上8未満であり，①の項目数が3以下である場合
2（劣る）：⑤の項目数が2以上5未満であり，①の項目数が6以下である場合
1（非常に劣る）：上記に該当しない場合，もしくは「説明と同意」と「対象者への配慮」に1つでも①がある場合
備考には「非該当」の理由，学生が改善すべき点などを記載する

表5 血圧測定の下位行動目標の例（文献1を改変）

1. 測定直前の対象者の状態を尋ね，必要な場合には血圧測定の延期や安静を指示できる
2. 測定の際に，対象者に不安がみられる場合には，それを和らげられるような働きかけができる
3. 適切な測定肢位を対象者に指示できる
4. 対象者の腕の太さに応じたマンシェットを選択できる
5. 上腕の高さをほぼ心臓の高さにおくことができる
6. ゴム管の位置に注意し，マンシェットを右上腕に巻くことができる
7. ゴム球と活栓を左手で操作できる
8. マンシェットの圧をほぼ予想される高さまで上げ，それを徐々に降ろしながら，触診法によって大体の最大血圧の値を測定できる
9. 次いで聴診器を用いて，最大血圧および最小血圧を測定できる
10. マンシェットの圧の下げ方を適切にコントロールできる

表6 態度領域のチェックリストの例

	要改善	まずまず	十分
1．対象者への思いやりや真摯な態度など 　　面接・検査・測定，治療の場面において			
①挨拶：対象者を確認し，自己紹介をする	☐	☐	☐
②対象者がリラックスしやすいように配慮する	☐	☐	☐
③対象者に実施することを説明をする	☐	☐	☐
④対象者の年齢や理解力などに合わせた表現をする	☐	☐	☐
⑤対象者が理解したかを確認する	☐	☐	☐
⑥対象者の状態の変化に関心を払う	☐	☐	☐
⑦対象者のプライバシーに配慮する	☐	☐	☐
2．職員との協調的態度			
①適切な挨拶・自己紹介をする	☐	☐	☐
②適切な言葉づかいを心がける	☐	☐	☐
③自分の行動について報告する	☐	☐	☐
④問題が生じそうなときにはすぐに相談する	☐	☐	☐
⑤理解できたかどうかを意思表示する	☐	☐	☐
3．学生の自発性や探求心など			
①課題に計画的に取り組む	☐	☐	☐
②問題解決に不足している知識・技術を得るために 　　自ら行動できる	☐	☐	☐
③指導者から質問されたことを（調べたうえで）答えられる	☐	☐	☐
④提出物を期限までに提出する	☐	☐	☐
⑤空いた時間を利用して，他の対象者の見学をする	☐	☐	☐

③ 臨床実習における学生評価

1．到達目標の設定

　実習は養成校との協力の下に成り立つものである．学生の到達目標についても養成校と協議し，合意を得ておかなければならない．到達目標はどのような学生を育てようとするかの現れであると考えるが，養成校の指導者会議において到達目標が明確にされることは少ないのが現状である．

　実習の到達目標には，種々の考え方・変遷がある．次に，過去の文献から作業療法および理学療法の実習目標と考えられるものを挙げる．

　理学療法では，1963年から1970年頃までは「独立して理学療法ができるレベル」，1970年から1980年頃までは「一応独立して理学療法ができるレベル」，1980年代以降は「一応独立して理学療法ができるレベル（職場の先輩の指導者が卒後教育として新人教育指導をするという前提に立つものとする）」という実習目標が挙げられていた．また，「実習生が臨床実習で全てを習得して，卒後に専門家として出発するのではなく，養成校内での教育で基礎的な事柄を学び，臨床実習で数症例を経験して，『問題解決の態度や方法を学ぶこと』が重要である」とする考え方もある[3]．日本理学療法士協会の『臨床実習教育の手引き（第5版）』では，「養成施設卒業時の到達目標のミニマムは基本的理学療法をある程度の助言・指導のもとに行えるレベル」としつつも，一人職場への就職も考えられ，養成施設の教育方針において，この到達目標を独立したレベルに設定する必要性も考えられる[4]としている．

　一方，作業療法では「臨床実習における最終到達目標は『作業療法計画立案』に置く」[5]，「対象者の評価を中心に行い，治療に至るまでの流れを通しての実習は困難な場合が多く，ここからは個々の学生の実力に応じて実施するようにお願いしている」[6]，「臨床実習の教育目標は『作業療法の基本となるactivityを理解すること』および『治療的態度を習得すること』に集約せざるを得ない」[7]，また「即戦力1～2歩手前」[8]と，さまざまな意見がある．日本作業療法士協会の『作業療法臨床実習の手引き（第4版）』では，「一般的な特性を呈する事例に対して，作業療法実践過程（初期評価，計画立案，治療実施，再評価）において，臨床実習指導者の指導のもとで基本的臨床技術・技能および臨床思考過程を学習し，模倣実践できる．作業療法士として自覚を持った行動を取ることができる」レベルを最低到達基準としている[9]．

　以上のように，到達目標は，理学療法・作業療法ともに全体的な流れとしては時間経過とともに学生に対する要求水準が緩やかになってきており，理学療法と作業療法の文献を比較すると作業療法のほうがさらに緩やかであるといえる．

　いずれにしても，「これが，この程度できる」と具体的に述べたものはない．また，前述したように実習終了時の学生に対する要求水準も徐々に低下してきている．養成校つまりは学生数が爆発的に増え，教員や実習施設などの不足により学内教育と臨床実習を十分に行うことができないという不安もある．このような状況下で，臨床実習の最低限の到達目標・要求水準をどのように設定すれば良いのだろうか．

　この問いに答えるためには，次のような疑問を考えてみる必要がある．社会はどのようなOTを求めているのだろうか．専門職としてわれわれはどのような後輩を世に送り

出す責務があるのだろうか．これについては養成校の教員だけでなく，臨床に携わる指導者も常日頃から考えておく必要がある．

　筆者としては，OTは免許職であり，新人であっても対象者にある程度の質を保ったサービスが提供できる学生を輩出することが専門職の最低限の責務であると考えている．「ある程度の質を保った」という表現も曖昧ではあるので，もう少しイメージしやすくいえば，指導者が実習終了時の学生の能力を新入職員としてみたときに，知識・技能・態度領域にわたって「一緒に働いても良いと思えるレベル」に到達しているという表現もできる．これは「一応独立して理学療法ができるレベル（職場の先輩の指導者が卒後教育として新人教育指導をするという前提に立つものとする）」，「即戦力1～2歩手前」に近い考え方である．

　さらに，別の表現でいえば，次のようになる．専門職は資格取得後も常に研鑽を積み，成長し，それを対象者に還元していくことが責務である．したがって，学生が専門職として最低限の知識・技能・態度を有し，仕事をするためのスタートに立つことが実習の到達目標であると考えている．

2．評価者の役割

　指導者と評価者は，当然のことながら求められる役割が異なる．実習では，①学生の指導と評価が同時進行する，②長い実習期間に指導者と学生が濃厚なかかわりをもち，その中で感情的な同化あるいは対立が生じることもあり，客観的な評価が行えない可能性がある，③評価手段や評価基準が必ずしも明確ではない，などの問題がある．したがって，指導者と評価者の役割を明確に使い分けることが困難である．しかし，正しい学生評価を行うためには，この二者は意識的に使い分ける必要がある．指導者の役割については前述した（p43「1．臨床実習における指導者の役割」参照）ので，次に評価者の役割について述べる．

　評価者の役割は中間評価と最終評価では多少異なる．**中間評価**においては，評価者というよりは指導者の役割が主となる．つまり，学生の現状の把握（知識・技能・態度の各領域についての把握）とフィードバック（到達目標を達成しているものについては肯定的なフィードバックを与え，不足している能力については今後の努力の方向性を示す）という，学生を育てる視点に立った評価である（p49「❸フィードバックの重要性」参照）．

　最終評価は，到達目標に従って学生が目標を達成できたかを評価することが主目的である．したがって，評価者は自分の感情に左右されることなく客観的かつ冷静に，しかし学生への愛情をもって評価を下すことができなければならない．また，その評価の根拠を説明できなければならない．

3．学生評価の実際

1）実習開始時の評価

　実習開始時に学生評価を行っている施設・指導者は少ないと思われる．実習開始時の評価方法としては，プリテスト（筆記および実技の試験）および学生の講義ノートや資料などが考えられる．過去にはプリテストである程度の基準に達しなければ実習を継続させないとした実習施設があったことも事実であるが，前述したようにプリテストは「診断的評価」である．学生の能力に合わせた実習計画の調整・変更を可能にするために，

何らかの方法で実習開始時の学生の能力を把握したほうが良いと思われる．

　講義ノートや資料などは学生の知識・技能とは必ずしも一致しないが，その整理の仕方をみると学生の学習能力の一端を伺い知ることができる．ただ，学業成績と実習成績との間には関連がないということは古くからいわれていることであり[10,11]，講義ノートなどはあくまでも知識領域を確認する参考材料と考えたほうが良いだろう．

2）中間評価

　中間評価は形成的評価であり，その目的には次のようなものが考えられる．

(1) 学生に対して：到達目標をどの程度達成しているか，知識・技能・態度の3領域で不足している点は何かなどについて学生の現状を把握・整理し，フィードバックを与えるとともに，今後の努力の方向性を示す．

(2) 指導者に対して：学生の現状に基づいて，実習計画，指導方法を見直し，必要に応じて修正を行う．

　形成的評価としての中間評価を行う場合には，評価者は到達目標を達成しているか否かを判定するよりも，「学生を育てる」という視点に立つ必要がある．したがって，一定の要求水準を念頭におきながらも，その水準に到達するには学生と指導者は今後どうすれば良いかを併せて考える必要がある．また，学生の優れている点についての肯定的なフィードバックを与えることも重要である．

　毎日の学生指導も学生の現状を把握（評価）しながら行われているはずであり，これも一種の中間評価といえる．

(3) 知識領域の中間評価：知識は対象者の評価・治療の前提となるものである．知識領域を評価する主目的には，次のようなものが考えられる．

● 学生が実習に必要な知識を有しているか，あるいは忘れてはいないかを確認する．
● 知らない知識については確認，学習させる．
● 基本的知識を対象者に応じて応用させる．

　知識領域を評価する一般的な方法は筆記試験であるが，実習で行われることは少ない．実習で一般的な方法は，口頭質問（事前・事後の指導，対象者の評価・治療を行っている場面での質問など），およびレポート課題などである．

　毎日の指導と中間評価では，学生が知識を有しているか否かを評価することよりも，知識を整理し，臨床に応用するという視点から質問の方法や課題を考えるべきである．

　実習指導では学生が質問しやすいような環境・態度で，学生から話を聞き出す技術が必要になる．学生からの質問を質問で返したり，指導者が指導すべきことをレポート課題にしたりすると，学生は指導者とのかかわりを避け，質問しなくなるだろう．時には，疑問に対して指導者が簡潔に回答を与えることも必要である．対象者を前にしての質問は状況や方法などを考えるべきであり，対象者の前で叱ったり，揶揄してはならない．

(4) 技能領域の中間評価：対象者の評価・治療に必要な技能の評価方法は，その技能を遂行している場面の観察である．

　技能領域の評価においては，「何となく違う」，「できない」といった指摘がなされやすいが，客観的な評価をするためには表4や表5などに示したように，技能を細分化したルーブリックやチェックリストを使用して，どの段階の何が違っているかを指摘することが必要である．

また，治療技術などでは対象者への危険性も伴うため，治療場面に指導者が直接介入し，指導が必要なこともあるが，その際も対象者と学生に対して不安を与えたり，傷つけたりしないよう，学生の指導の仕方・表現に工夫が必要である．
(5) 態度領域の中間評価：態度領域には対象者に対する態度，職業人・専門職としての姿勢や適性などが含まれる．態度領域を評価する方法は実習期間中を通しての観察である．

　人を対象とする職業において，対象者を尊敬し，適切な態度をとることは当然といえば当然である．学生にはOTを目指そうとした動機があり，養成校での教育もなされているため，この面で問題となる学生は少ないと信じたい．

　むしろ問題となるのは職業人・専門職としての姿勢や適性など，いわゆる「問題行動」であろう．「積極性がない」，「やる気がない」といった言葉の学生評価を下すときには，ただ単にその言葉を伝えるのではなく，何をもってその評価を下したのかの根拠を併せて提示する必要がある（図25）．

　態度領域の問題が解決され，最終的に身についたといえるレベル，つまり習慣化されるには長期間を要する．したがって，1回の態度で問題があると判断するのではなく，指導を与えたうえで改善がみられるかをある程度の期間，観察する必要があるだろう．

3) 最終評価

　最終評価は総括的評価であり，最大の目的は学生が到達目標を達成できたかを判断し，合否を決定することである．最終評価では，中間評価のような今後へ向けての指導的意味合いは少ない（皆無ではないが，その比重は低下する）．また，指導者会議で養成校から要望が出されることが多い「学生の伸び（成長）」を評価することは形成的評価で行うことであり，総括的評価とはいえない．

　最終評価で使用する評価表は養成校で準備した学生評価表を使用することになる．その基本構成は「問題解決のプロセス」に沿った知識・技能の項目と，職業人としての適性（態度）の項目となっているところが多い．しかし，その内容の妥当性，判断基準の明確さ，多くの養成校で採用している「合計60点」を合格基準として良いかなどについては考慮する必要がある．

　総括的評価で使用する基準は絶対基準であり，合格と判断するには一定水準を満たすべきであるが，到達目標と同様に知識・技能・態度の各領域での最低合格基準は明確になっていない．

　OTは免許職であり，「一定水準」ということに関しては，国家試験があるので保証されているという考えもある．しかし，国家試験は筆記試験のみであり，評価しているのは知識領域のみである．国家試験では技能・態度の評価はなされないので，どこかでチェックする必要があり，筆者は実習がその役を担っていると考えている．

　知識領域の評価については，「問題解決のプロセス」を対象者の治療に応用でき，知らない知識については自ら探索していくことができるレベルに達しているべきであろう．技能領域の評価については，前述したように「模倣」から慣れのレベルで対象者の治療が行えるようになっている必要がある．しかし，態度領域の評価については，人を対象とする専門職としては当然，欠落あるいは不足する項目があってはならないと考えている．

テーマ：問題行動への対応	アクション：以下の項目に従って学生の言動を記述し，話し合い，対応する
目的：学生の問題行動を客観的に把握し，対応する	ワンポイントアドバイス：感情的にならないこと．どうしても解決できないときには，教員に相談する

1．問題と感じた学生の言動を具体的に記述する（内容，時期，頻度，期間など）

2．その言動はあなたにとってどの程度許されないものか．それはなぜか
　（個人の価値観）

3．その言動は OT としてどの程度許されないものか．それはなぜか
　（職業人としての資質）

4．その言動に対して今までどのような働きかけを行ったか

5．学生はその言動に対してどのように考えているか（自己評価）

6．学生の変容はどの程度みられたか

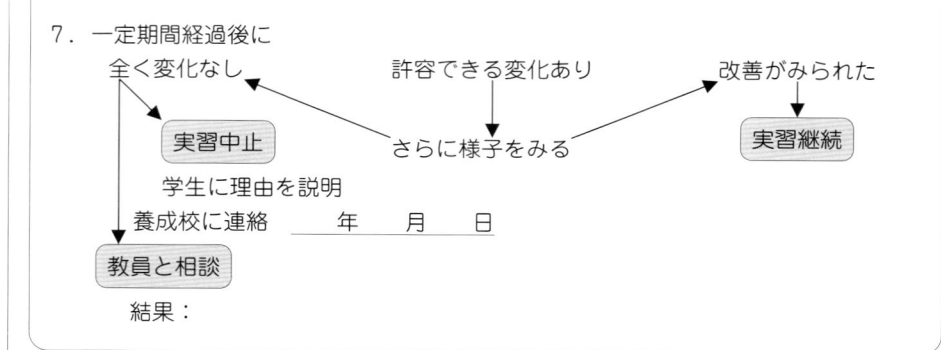

7．一定期間経過後に

　全く変化なし　　　　　許容できる変化あり　　　　改善がみられた
　　　↓　　　　　　　　　　↓　　　　　　　　　　　　↓
　　実習中止　　　　　　さらに様子をみる　　　　　　実習継続
　学生に理由を説明
　　↓養成校に連絡　　　年　　月　　日
　教員と相談
　　結果：

図25 問題行動への対応

テーマ：学生からのアンケート

目的：学生指導に関するフィードバックを得る

アクション：学生に以下のアンケートを依頼する

ワンポイントアドバイス：学生の本音をなるべく引き出すには，学生評価に影響しないことを話し，配慮することが大事

臨床実習のアンケート
このアンケートはあなたの成績には一切関係しません．
今後の臨床実習をより良いものにするため，遠慮のない意見を書いてください．
提出はあなたが自分の成績をもらった後，帰り際で構いません．
封をして提出してください．あなたが帰った後に開封します．

1．実習しやすいよう，オリエンテーションは十分でしたか

2．担当症例数や課題の量は適切でしたか

3．指導は適切になされたと思いますか

4．質問や疑問を指導者に聞くことができましたか

5．この実習で最も学べたことは何ですか

6．あなたが学びたいと思っていたことで，この実習で学べなかったことは何ですか

7．あなたに不足していた点，今後努力しなければならないと思った点は何ですか

8．指導者に希望することは何ですか

9．休養や睡眠を十分にとることができましたか

10．その他，今後の実習をより良いものにするための意見，感想を何でも良いので記入してください

図26 学生からのアンケート

> テーマ：指導者の振り返り
>
> 目的：実習指導が適切であったかを振り返り，次の実習指導の改善につなげる
>
> アクション：以下の項目に従って実習全般を振り返る
>
> ワンポイントアドバイス：学生の反応も参考に，実習全般を振り返ることは，次の実習をより良いものにすることに役立つ

1. オリエンテーションに関して
   施設に関する十分なオリエンテーションを行ったか／実習内容に関する十分なオリエンテーションを行ったか

2. 学習環境に関して
   学生用の机やロッカーなど，学習しやすい環境を整えたか

3. 学生の現状把握に関して
   知識・技能・態度の領域にわたって学生の能力を把握するように努めたか／睡眠時間や健康などの生活状況を把握するように努めたか／心理状態，ストレス状況を把握するように努めたか

4. 指導・スーパービジョンに関して
   定期的な時間を設けたか／十分な説明，フィードバックを与えたか／学生の考えを引き出すような問いかけをしたか／学生の疑問や迷いを整理するような働きかけをしたか／学生の疑問に明確な回答あるいは解決方法を提示したか／学生の不備や欠点の指摘だけでなく，優れた点についてもフィードバックしたか

5. 実習課題に関して
   学生の能力に合わせた担当症例数を調整したか／学生の能力を超えた課題を課さなかったか／実習目的に合った課題・方法を課したか／課題に対するフィードバックを与えたか

6. 学生評価に関して
   私情を交えることなく評価を行うことができたか／評価の根拠を十分に説明したか

7. 次回の実習に向けて改善することはあるか．あるとすれば何か

図27 指導者の振り返り

これらを総括して到達レベルを表現するとすれば，前述したように「新人として働けるレベルに達しているか」ということになろう．また，「自分（指導者・評価者）の卒業時と同等レベルに到達しているか」ということも1つの判断基準となろう．

3　指導者側の評価

　初めに述べたように，教育評価には学習者に対するものと指導者に対するものとがある．学習者に対する評価については前述したので，次に指導者側の評価について述べる．

　指導者側の評価の目的は，十分な教育・指導が行えたか，客観的な学生評価が行えたかを振り返り，その後の実習指導の改善点を考えることである．その評価方法としては，近年，養成校で行われている「学生による教員評価（授業評価）」と，指導者自身による自己評価，より経験のある指導者からの評価などが考えられる．

　学生による評価の1つとして図26に示すようなアンケートがある．単なる感想ではなく，学生からの率直な意見をもらうには，いくつかの配慮が必要だろう．学生の評価が終わるまでは，学生は自身の評価を気にして「本音」を語ることはないだろうから，アンケートの目的やそれが学生評価に影響せず，学生が帰った後に開封することなどを説明する必要があるだろう．

　学生による評価のもう1つの方法は，養成校の教員による聞き取りである．学生が十分な指導を受けられたか，もてる能力を発揮できたか，もしそうでなかったら何が原因であったかなどを学生から聴取し，指導者にフィードバックする必要があるだろう．「お任せ」の実習ではなく，より良い実習にしていくには指導者と養成校の教員の協力が必要である．

　いずれにせよ，学生による評価は指導者自身の成長につながる資料であり，冷静に受け止め，感情的な反応をしないことが重要である．

　指導者自身の評価では図27に示すような点を検討してみる．学生個々の個性を生かした実習が行えるよう，また指導者自身の成長のためにも，常に振り返りと反省が必要である．

文 献

1) 日本医学教育学会，監，日本医学教育学会教育開発委員会，編：医学教育の原理と進め方．医学教育マニュアル，第1巻．篠原出版新社，1978
2) 西岡加名恵：教科と総合に活かすポートフォリオ評価法．図書文化社，2003
3) 河村光俊，藤村昌彦，奈良　勲，他：4年制大学における理学療法教育の課題と展望．PTジャーナル　31：83-88，1997
4) 日本理学療法士協会，編：臨床実習教育の手引き（第5版），2007
5) 杉原素子：大規模定員を有する大学と臨床教育（実習）方法．OTジャーナル　31：99-103，1997
6) 柴田澄江：短期大学部における自己点検と評価．OTジャーナル　30：633-636，1996
7) 蟹沢優子：臨床実習について思うこと．作業療法　15：299，1996
8) 河本玲子：臨床実習はどうあるべきか？―臨床実習において伝えるべきこと．OTジャーナル　43：212-216，2009
9) 日本作業療法士協会：作業療法臨床実習の手引き（第4版），2010
10) 加藤哲也，坂口勇人，苗村美樹，他：臨床実習成績と2年次学業成績との関連．理学療法学　21：34-36，1994
11) 浅沼辰志，山口芳文，徳永千尋，他：作業療法学生の学内成績と実習成績についての一考察．作業療法　11（suppl）：345，1992

臨床実習の終了

　図 28 に臨床実習終了の手続きのチェックリストを示す．

　実習の終了時には，学生評価や書類確認など，行わなければならないことが多い．養成校によっては，学生評価表に指導者の署名や捺印などが必要なことがある．また，学生が残しておくべき記録や引き継ぎ，担当症例や関係部署への挨拶，諸費用の支払いなど，学生が帰ってからでは取り返しがつかないこともあるので，終了時にこれらを忘れずに確認する．

テーマ：実習終了の手続き	アクション：以下の項目に従って確認し，実習終了の手続きをする
目的：抜けがなく引き継ぎなどを行い，実習を終了させる	ワンポイントアドバイス：意外と忘れていることがある．後であわてないようにしよう

- ☐ 学生評価の実施

- ☐ 提出書類（学生評価表，出席表，レポートなど）の確認

- ☐ カルテなどの最終確認

- ☐ 必要書類のコピー（前記のうち，実習施設などに残しておくもの）

- ☐ 担当症例の引き継ぎ（文書そして／または口頭で）

- ☐ 担当症例への挨拶の確認

- ☐ 関係部署への挨拶の確認

- ☐ 使用した物品・図書などの返却確認

- ☐ 学習環境の片づけの確認

- ☐ 食費・寮費などの支払い確認

- ☐ アンケートなどの回収

図28 実習終了の手続き

第III部
実践編

① 身体障害領域
—急性期施設（大学病院）

1　施設の概要

1．**施設名**：東京大学医学部附属病院
2．**施設種別**：大学病院，救急病院
3．**職員数**：常勤職員2,405名，非常勤職員1,042名（平成24年4月1日現在）[1]
　　リハビリテーション部のスタッフ数42名（医師5名，理学療法士14名，作業療法士7名（身体障害作業療法部門4名，精神科作業療法部門2名，精神科デイホスピタル部門1名），言語聴覚士6名，鍼灸マッサージ師4名，臨床心理士3名，視能訓練士7名）
4．**施設の特色**
　　当院は救命救急センター，小児医療センター，総合周産期母子医療センターなどが開設されている大学病院である．高度急性期医療をはじめ第三次救急の患者を受け入れており，急性期病院に位置づけられる．
　　現在，OTは身体障害作業療法部門（身障OT部門），精神科作業療法部門（精神OT部門），精神科デイホスピタル部門（DH部門）に配置されているが，本章では身障OT部門を中心に取り上げる．
5．**その他の特徴**
　　当院は急性期病院であり，作業療法の対象者は，積極的な医学的治療・管理が必要なことが多い．このため，疾患や治療などに附随するリスクを見越した医学的リハをベースに作業療法を展開することが求められる．
　　また，当院のリハ部は他の診療科から依頼を受けて稼働する中央施設部門に属しているため，身障OT部門では多岐にわたる疾患や障害，幅広い年齢層の患者が対象になる（図29，30）．
　　このため，作業療法の開始前に，対象者の症状や予後などの疾患の知識に加え，実施されている手術や薬物療法，放射線療法など，あるいは予定されている治療およびその経過，治療に伴う二次的なリスクの確認を行う必要がある．特に禁忌や中止基準，最新の安静度などに不明な部分があれば，処方医や主治医に直接確認するなどして，できる限り直近の情報を把握することが求められる．
　　そして，毎日の作業療法の実施前には医師・看護記録を読み，血液検査値や画像検査の結果などを把握し，当日の治療の実施に支障がないかを確認する．治療の前後に，血

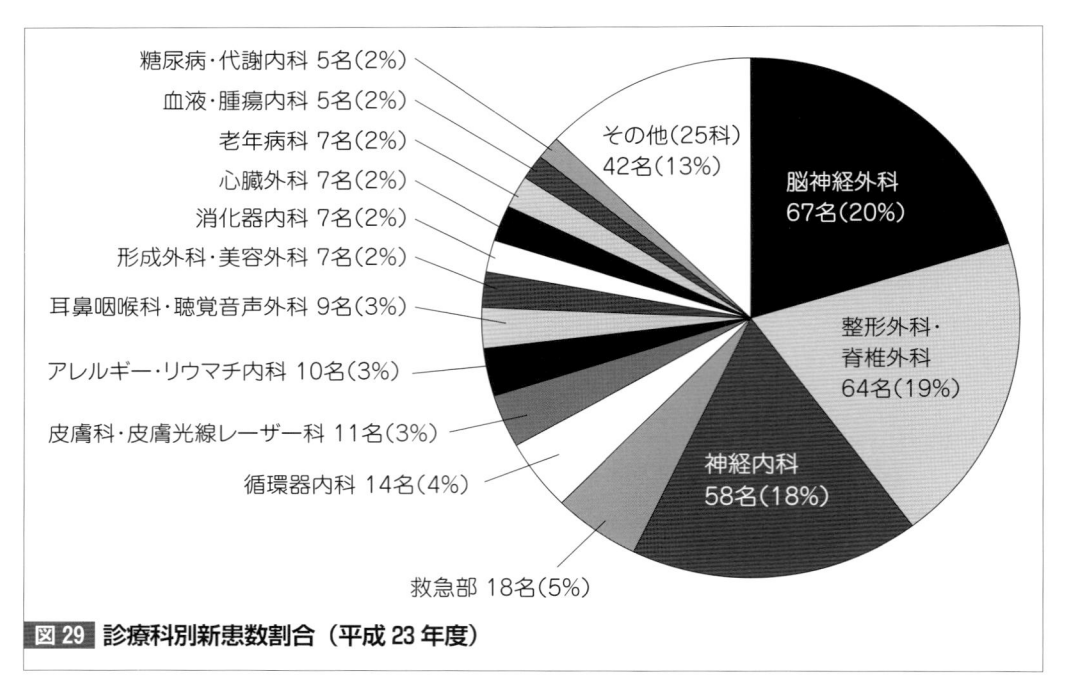

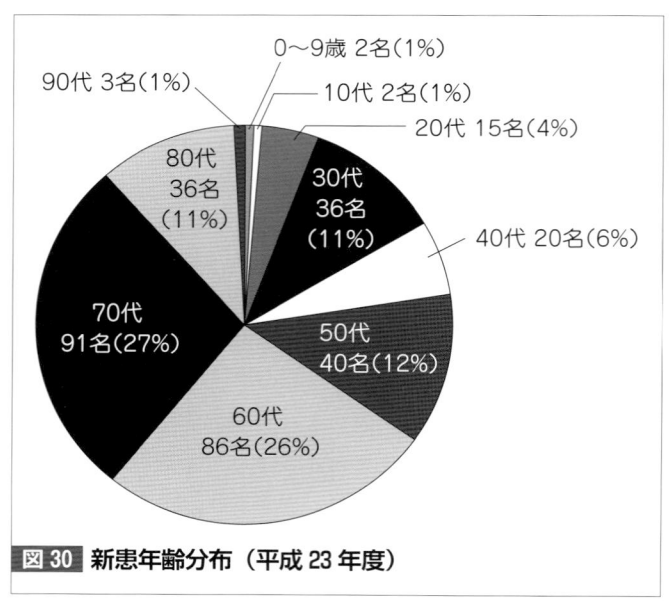

図29 診療科別新患数割合（平成23年度）

- 脳神経外科 67名（20%）
- 整形外科・脊椎外科 64名（19%）
- 神経内科 58名（18%）
- 救急部 18名（5%）
- 循環器内科 14名（4%）
- 皮膚科・皮膚光線レーザー科 11名（3%）
- アレルギー・リウマチ内科 10名（3%）
- 耳鼻咽喉科・聴覚音声外科 9名（3%）
- 形成外科・美容外科 7名（2%）
- 消化器内科 7名（2%）
- 心臓外科 7名（2%）
- 老年病科 7名（2%）
- 血液・腫瘍内科 5名（2%）
- 糖尿病・代謝内科 5名（2%）
- その他（25科）42名（13%）

図30 新患年齢分布（平成23年度）

- 0〜9歳 2名（1%）
- 10代 2名（1%）
- 20代 15名（4%）
- 30代 36名（11%）
- 40代 20名（6%）
- 50代 40名（12%）
- 60代 86名（26%）
- 70代 91名（27%）
- 80代 36名（11%）
- 90代 3名（1%）

圧や呼吸などのバイタルサインや意識レベル，運動麻痺，高次脳機能障害，精神的側面などでも変化がないかどうか適宜確認を行い，転倒や外傷のリスク，疲労の程度なども考慮して，治療の内容を随時見直す必要がある．

また，当院では，入院期間が長くなるにつれて診療報酬が引き下げられる診断群分類（DPC）に基づく入院医療費の定額支払い制度が導入されているため，入院期間を短期間に抑える必要がある．そのため，作業療法の対象者も短期間で在宅生活や社会復帰などの目標を達成するか，あるいは継続したリハの適応がある場合には，早い時期に回復

期リハ施設へ転院させる必要がある．つまり，作業療法においても，より短期集約型の治療を効率的に行うことが求められる．多様な疾患，そして高度な医学的リスク管理をふまえて予後予測を行い，早期から心身機能の廃用予防と必要な ADL 訓練を短期間で効果的に行う必要がある．

このため，臨床実習においても多様な疾患と障害をもつ対象者を担当し，治療は短期間になると考えられるため，評価と治療を同時に効率的に進めること，そして何より医療の高度化によるリスク管理の知識と運用を作業療法プログラムに適切に反映することが重要になる．

2 実習指導実績

当院は身障 OT 部門，精神科 OT 部門，DH 部門のそれぞれの領域で臨床実習指導を受け入れている．平成 24 年度の受け入れ実績を**表 7，8** に示す．

表7 実習受け入れ実績（平成 24 年度）

領域	受入部門	実習種別	養成校数*	人数
身体障害	身障 OT 部門	総合実習	2 校	2 名
精神科	精神 OT 部門	総合実習	2 校	2 名
		評価実習など	1 校	2 名
	DH 部門	総合実習	1 校	1 名
合計			5 校	7 名

＊：同じ養成校の場合があるため，合計は単純な合算値とならない．

表8 実習受託一覧（平成 24 年度）

養成校名	学年	人数	名称*	期間	領域	4月	5月	6月	7月	8月	9月	10月	11月	12月	1月	2月	3月
A 大学	4 年	1 名	臨床実習	8 週	身体障害							22	15				
B 大学	4 年	1 名	実践課程実習	8 週	身体障害		14	6									
C 大学	4 年	1 名	課題実習	6 週	精神科						24	16					
D 大学	4 年	1 名	臨床実習 II	7 週	精神科	9	25										
E 大学	4 年	1 名	臨床実習 III	8 週	DH			11	3								
E 大学	3 年	2 名	臨床実習 II	3 週	精神科											12	1

＊：養成校による名称

作業療法学科学生以外の受け入れは，リハ部に授業の一環で来訪する医学部学生（5年生）に作業療法オリエンテーションを毎月1，2回（1回に1時間で，6名程度）行う他，希望する研修医に毎月1回（1回に1時間で，2名程度）行うなどしている．

3 実習スケジュールと指導上の工夫

学生の受け入れ人数や形態には，立場によってさまざまな考え方があると思われるが，当院では通常業務が適正に実施でき，実習指導が適切に行える範囲としている．したがって，当院の身障OT部門では，見学実習と評価実習は受け入れず，年間2名程度のいわゆる総合実習の受け入れが妥当と考えている．

❶ 典型的なスケジュール（表9）

総合実習は養成校により6～8週間程度の幅がある．このため，実習期間が短い場合には，課題スケジュールの調整が必要になる．

基本的な流れは，1週目に他部門のオリエンテーションと作業療法場面で比較的よく実施される検査・評価法の確認，指導者などによる治療・訓練場面の見学，課題の説明（文献抄読）を行う．2週目に1症例目の対象者の担当（指導者が担当しており，引き継ぎ可能な対象者，いなければ新規対象者），文献抄読の発表を行う．4週目に作業療法計画書の発表，中間評価，5週目に養成校の教員による実習地訪問，2症例目の新規対象者の担当，7週目にその作業療法計画書の発表，8週目に症例報告の発表，最終評価を行う流れになっている．

また，毎朝，診療開始前にOTミーティング（カンファレンスを含む）を実施している．

❷ 実習指導上の工夫

1．指導者会議での面談

実習開始前に養成校で行われる指導者会議では，通常，短時間ではあるが，学生との面談が予定されていることが多い．このため，できるだけ会議には出席し，学生と直接に顔を合わせる機会を作るよう努力している．そして，当院の身障OT部門の対象疾患や特徴，リスク管理などについて短時間ではあるが，直接に伝えることで，事前学習が多少なりとも始められるような情報提供を心がけている．また，文献抄読の課題発表や症例報告発表，中間評価，最終評価などのスケジュール概要を伝え，実習のイメージをより具体化し，また「指導者はこんな人」というイメージを学生がもつことも，多少なりとも不安の軽減につながるのではないかと考えている．さらに，受け入れ側の面談の利点としても，学生の大まかな人柄や臨床実習への希望や不安などを実習開始前に把握し，指導者側でも準備をすることができる．

表9 総合実習の典型的なスケジュール

	月	火	水	木	金
1週目	4月12日 09:00-09:30 部長 OR 13:00-13:30 病院施設案内 16:30-17:00 ST OR 17:30-18:00 MD（副部長）OR	4月13日 09:00-09:30 技師長（PT）OR 09:30-10:30 OT OR 13:00-14:00 作業療法検査・評価 OR	4月14日 15:00-16:00 作業療法検査・評価 OR 16:45-18:00 人工補助心臓 ME 講義	4月15日 08:30-09:00 リハ部 CC 15:00-16:00 作業療法検査・評価 OR 16:30-16:45 職員会議・挨拶 17:00-18:00 感染対策手洗実習	4月16日 ケース①担当開始 15:00-16:00 作業療法検査・評価 OR 16:00-17:00 鍼灸 OR
2週目	4月19日 13:00-17:00 精神科作業療法見学	4月20日 15:00-16:00 作業療法検査・評価 OR 17:00-18:00 OT勉強会	4月21日	4月22日 08:30-09:00 リハ部 CC 19:00-20:00 医局勉強会	4月23日 08:45-09:00 OTS 文献発表
3週目	4月26日	4月27日	4月28日 17:00-18:00 作業療法検査・評価 OR	4月29日	4月30日 08:30-09:00 OTS ケース①作業療法計画書発表
4週目	5月3日	5月4日	5月5日	5月6日 08:30-09:00 リハ部 CC ケース②担当開始	5月7日 17:00-18:00 OTS 中間評価
5週目	5月10日	5月11日 16:00-17:00 教員実習地訪問	5月12日	5月13日 08:30-09:00 リハ部 CC	5月14日
6週目	5月17日	5月18日 08:30-09:00 OTS ケース②作業療法計画書発表	5月19日 09:00-13:00 精神科 DH 見学	5月20日 08:30-09:00 リハ部 CC	5月21日 12:00-12:30 嚥下食体験
7週目	5月24日	5月25日	5月26日 ケース③担当開始	5月27日 08:30-09:00 リハ部 CC	5月28日
8週目	5月31日 17:00-18:00 OTS 症例報告発表	6月1日	6月2日	6月3日 08:30-09:00 リハ部 CC 16:30-16:45 職員会議・終了挨拶 17:00-18:00 OTS 最終評価	6月4日

OR：オリエンテーション，MD：医師，ME：臨床工学技士，CC：ケース・カンファレンス，OTS：作業療法学科学生

2．実習開始時の工夫
1）他部門のオリエンテーション
　実習開始後，なるべく早くリハの各職種から部門オリエンテーションを行うようにお願いしている．これにより，学生にとっては他職種の業務理解が促進されるとともに，チームアプローチにおける業務の分担，連携の取り方を学ぶ手がかりにもなる．

　また，この早期オリエンテーションによる顔合わせにより，他職種のスタッフは，作業療法学科学生に声をかけやすくなり，一緒に担当する対象者の個別の相談に心理的に応じやすくなるメリットもある．

　指導者の立場からは，オリエンテーションを行った他職種のスタッフから，オリエンテーション時の学生の印象やそのときの様子などをフィードバックしてもらうことで，学生について多角的に，時には意外な一面を知ることができる機会となる．

2）身障 OT 部門のオリエンテーション
　オリエンテーションは身障 OT 部門についても実施している．当院の身障 OT 部門，精神科 OT 部門，DH 部門が共通で作業療法臨床実習マニュアルを作っている[2]．その中のオリエンテーション分担表（**表10**）に沿って OT が実施する．

　学生の立場からすれば，備品や物品の使用上の諸注意は実習地によって違うことが多く，配置もよくわからない状態で実習は始まる．作業療法室には使用法を理解すべき訓練用具や治療機器などがある一方で，製作途中のクラフトや学生が関与しない機器や業務管理の書類などもある．このため，学生が利用してよい機材や物品，使用時のルールを早期に明示することで，多少でも安心して実習に取り組みやすい環境に近づくと思われる．

　検査法も施設ごとに実施・記載ルールが異なることが多い．このため，当院で使用する頻度の高い検査法や評価法の一覧表を作り，分担してオリエンテーションを実施している．これにより，当院での評価時のルールや注意点を学生と早期から共有できる．各オリエンテーションによって学生の強み・弱みもある程度分析できるため，知識の正確さや指向（例：高次脳検査は良く理解している）などから個々の学生の指導の方向づけを決める助けにもなる．

3．日々の実習指導上の工夫
　実習指導は，当日の治療実施の後，中，前と大きく3つに分けて考えている．

1）治療実施後の指導
　治療場面での出来事の振り返り指導を中心に行い，次回の治療方針・内容は学生主体で考える形で終わるようにしている．

　たとえば，対象者が肩関節の痛みを訴えていた場合には，そのこと自体を聞き取りできている学生は多いが，具体的にどのような動作でどの部分が痛いのか，きちんと触れて確認している学生は少数である．そして，痛みの原因を考えている学生は稀である．このため，振り返り指導は，痛みの原因を自分で分析しようとする姿勢があったのかどうかを学生にまず内省してもらい，不足していた認識や行動は何かを考え，次に肩の痛みの原因候補を列挙してみて，次回の治療場面までに行うべきことを可能な範囲で自分で考えてくるように伝えている．

表10 平成○○年度作業療法臨床実習生オリエンテーション担当表

対象実習生氏名：○○○○
所属大学専攻名：○○大学○○学部
実 習 期 間：平成○○年○○月○○日～平成○○年○○月○○日
担当指導者氏名：奈良篤史

オリエンテーション項目	担当作業療法士
1）実習施設・職員紹介	奈良　大貫　梅﨑　(三神)　伊藤　石橋　矢野
2）ロッカーなどの貴重品管理	奈良　(大貫)　梅﨑　三神　伊藤　石橋　矢野
3）作業療法室整備管理（施錠・空調・清掃）	奈良　大貫　梅﨑　(三神)　伊藤　石橋　矢野
4）コピー使用管理	奈良　大貫　(梅﨑)　三神　伊藤　石橋　矢野
5）病院内案内	奈良　大貫　梅﨑　(三神)　伊藤　石橋　矢野
6）病院周辺案内	奈良　大貫　(梅﨑)　三神　伊藤　石橋　矢野
7）医学図書館案内	奈良　大貫　(梅﨑)　三神　伊藤　石橋　矢野
8）リハビリテーション部図書管理	奈良　大貫　梅﨑　三神　伊藤　(石橋)　矢野
9）院内電話使用法	奈良　大貫　梅﨑　(三神)　伊藤　石橋　矢野
10）リハビリテーション部事務用品使用管理	奈良　大貫　(梅﨑)　三神　伊藤　石橋　矢野
11）診療会議	(奈良)　大貫　梅﨑　三神　伊藤　石橋　矢野
12）作業療法各部門の沿革と機能	奈良　(大貫)　梅﨑　三神　(伊藤　石橋)　矢野
13）作業療法関連用具材料および用紙保管・補充	奈良　大貫　(梅﨑)　三神　伊藤　石橋　矢野
14）診療記録管理	(奈良)　大貫　梅﨑　三神　伊藤　石橋　矢野
15）新患開始手続き	奈良　(大貫)　梅﨑　三神　伊藤　石橋　矢野
16）入院/外来治療予約と報酬請求事務	奈良　(大貫)　梅﨑　三神　伊藤　石橋　矢野
17）作業療法診療記録法	(奈良)　大貫　梅﨑　三神　伊藤　石橋　矢野
18）物品購入方法	(奈良)　大貫　梅﨑　三神　伊藤　石橋　矢野

<身体障害部門>
1）作業療法評価法
 a．上肢機能検査　奈良　大貫　梅﨑　(三神)
 b．協調度検査　　奈良　(大貫)　梅﨑　三神
 c．感覚検査　　　(奈良)　大貫　梅﨑　三神
 d．12グレード　　(奈良)　大貫　梅﨑　三神
 e．ADL検査　　　奈良　大貫　梅﨑　(三神)
 f．家事動作検査　奈良　(大貫)　梅﨑　三神
 g．失行失認検査　奈良　大貫　(梅﨑)　三神
 h．記銘力検査　　奈良　大貫　(梅﨑)　三神
 i．知能検査　　　奈良　大貫　(梅﨑)　三神
 j．趣味興味検査　奈良　大貫　梅﨑　(三神)
2）関節リウマチ教育　(奈良)　大貫　梅﨑　三神
3）スプリント製作　　(奈良)　大貫　梅﨑　三神
4）自助具製作　　　　(奈良)　大貫　梅﨑　三神

<精神障害部門>
1）精神科作業療法評価
 a．BPRS（簡易精神症状評価尺度）　　［　］伊藤　石橋　矢野
 b．生活臨床評価　　　　　　　　　　［　］伊藤　石橋　矢野
 c．DH版生活類型判定尺度　　　　　　［　］伊藤　石橋　矢野
 d．WAIS III（知能検査）　　　　　　 ［　］伊藤　石橋　矢野
 e．LASMI（社会生活評価尺度）　　　　［　］伊藤　石橋　矢野
 f．一般職業適性検査　　　　　　　　［　］伊藤　石橋　矢野
 g．NPI興味チェックリスト　　　　　　［　］伊藤　石橋　矢野
 h．クレペリン検査　　　　　　　　　［　］伊藤　石橋　矢野
 i．COPM（カナダ作業遂行測定）　　　［　］伊藤　石橋　矢野
2）家族会の活動　　　　　　　　　　　［　］伊藤　石橋　矢野
3）就労活動　　　　　　　　　　　　　［　］伊藤　石橋　矢野
4）SST（生活技能訓練）　　　　　　　　［　］伊藤　石橋　矢野
5）精神科疾患　　　　　　　　　　　　［　］伊藤　石橋　矢野

注：○で囲まれたOTが，その項目のオリエンテーションを行う．担当項目は固定ではなく，学生ごとに検討される．

2）治療実施中の指導

　治療場面での指導は，治療手技をデモンストレーションする場合や，リスク回避や治療の質を保つ場合などに有効であるが，一方で学生の受け持ち意識を薄れさせ，自律的に取り組む姿勢を損なう結果に結びつく場合も少なくない（治療場面のイニシアティブを指導者に任せ，学生の当事者意識が薄らぐ）．このため，治療場面での指導は抑え目に，学生主導で治療が進むように配慮し，指導する場合もタイミングに注意を払うようにしている．この治療実施中の指導を抑えるために次の治療実施前の指導が有効である．

3）治療実施前の指導

　治療実施前の指導を適切に行うことで，治療実施中の指導者の介入を減少させるようにしている．これにより，学生は主体的に治療を進められ，その結果，自信につながると感じている．

　具体的には，学生に前日の作業療法記録と，当日に予定している治療内容について大まかな時間配分も添えた計画をメモでも良いので提出させ，業務開始前に確認する．問題があれば実施すべき個々の治療内容を指導者が明示することが重要である．

　指導者としては，前日の治療実施後の指導場面で，再評価から当日の治療方針までを丁寧に指導したつもりであったが，翌日に確認するとそれが意外な形でプランニングされている場合が時々ある．分類すると，前日の指導内容が①適切に理解されていない場合，②全く反映されない場合に加えて，③指導していない内容が予想しなかった形で発生する場合に分けられる．

　事例としては，①前日の作業療法実施後の指導において，「まだADLに介助が多く必要な状態ではあるが，主婦なのでいずれ家事動作をみていく必要がある．それを考慮すれば現時点での立位作業耐久力もある程度は把握していくべきではないか」という話をしたところ，翌日の計画が「立位で炊事訓練を実施」となっていた例，②ADLの動作観察から運動機能以外の問題が考えられることを指摘し，他に考えられる原因を確かめる検査を早急に立案すべきという指導を行ったのに，当日は従前どおりの上肢機能訓練中心の計画をそのまま提示する例などが該当する．一方で，③自助具を使ったADL指導を継続的に実施する方針であったはずが，バランス訓練も行ったほうが良いという着想で，急遽自助具なしでの方法に変更する計画になっている例など，多彩である．

　検査や治療内容などの変更は基本的に対象者の理解を得て実施すべきものであり，実施するにしても，そのタイミングを全体の流れに照らし合わせて判断する必要がある．逆に，辛抱強く継続して治療を行うことが重要な場合もある．治療の優先順位やリスク管理などに配慮した妥当な治療内容の検討は学生には難しいのが当然であって，実習で指導される内容である．また，治療の変更や検査の追加などをする場合，または治療を変更しない場合でも，なぜ今日はこの治療を変更または継続して行うかの理由を完全でなくても良いので，自分で考え，指導者に説明する習慣をもつような指導結果になるように心がけている．

　学生の積極性をそがずに，かつ適切な治療内容を担保するためにも，当日の朝一番に担当症例の治療実施予定を別途メモで提出してもらうことは有効であると考えている．

4．記録方法

　当院では看護師を含め基本的にSOAP（問題志向型記録）形式で記載を行っている．そして，リハ部では他の医療職種などからの情報をI（information）とし，SOAP＋Iの形式を採用している．

　この書式に則り，日々の作業療法診療記録について，実習開始1～2週間程度はなるべく観察したことを漏らさずに書いてもらい，ある程度の水準に達した時点で，簡潔な記載に切り替えるように指導している．つまり，書式に準じて観察した内容を適切に記載できるかをまず評価し，その後に簡潔な記録になるように段階的に指導を行っている．

　簡潔で適切な記録にすることは指導者になった今でも非常に難しく，学生にとっては負担が大きい学習内容である．しかし，記録をきちんと書くことは，自分の思考を整理するだけでなく，他部門の理解や協力などを得たりするためにも，非常に有効な手段である．就職後にいずれ直面する医療監査も記録を基に行われており，実際に自分の目でみたことや考えたことなどを適切に表現するために，基本的な記録方法を現場で体験学習しておくメリットは大きい．

　また，対象者担当開始2週間後を目途に，学生には作業療法計画書を作成させ，作業療法部門内で発表させている．これにより，記録方法だけでなく，担当症例の評価や治療方針，治療計画などの取りまとめとカンファレンスに必要なプレゼンテーション方法についても学習できるようにしている．

5．中間評価・最終評価

　中間評価は実習の前半を総括し，後半に向けた「仕切り直し」を行うための節目である．中間評価は，指導者にとっては行った指導がきちんと反映されているかどうか，学生の行動の変化を直接確認することができ，学生にとってはその後に向上する機会が残されているという点において，最終評価より教育的には重要と考えている．実際に中間評価によって，改めて前半の行動を振り返って自分の弱みと強みを認識し，後半の実習で急成長がみられた学生は少なくない．

　もちろん，最終評価は，合否の判定という大切な要素をもち，将来への指導となる最後の大切な機会である．

　当院では総合実習の学生の場合には，毎朝のミーティング，文献抄読の発表，作業療法計画書の発表，中間評価，症例報告の発表，最終評価は，身体障害・精神科領域にかかわらず，OT全員の出席を原則に開催している．これにより，領域の異なる学生でも，OT全員に中間・最終評価場面での判断材料がある程度担保され，該当領域のOTだけではない，多角的な視点からのアドバイスや評価などが行えるように配慮している．

4　学生からの感想・意見

　当院では，実習終了後にアンケートを記載してもらっている．次に，その項目に沿って，学生からの感想・意見を集約する．

◆1 実習システム

- 指導者以外のOTからもオリエンテーションを受けることで，身近に感じ，緊張がほぐれた．CC（ケース・カンファレンス）に参加し，珍しい疾患への対応を学べたことは勉強になった．
- 基本的な評価方法のオリエンテーションは，勉強になった．
- 精神OT・DH部門もみることができ，充実した実習になった．

　実習終了時の記入にもかかわらず，実習開始時に行った検査法や評価法のオリエンテーションが有効であったことを多くの学生が記載している．このような感想・意見はアンケートを取り始めてから20年以上も変わらず寄せられ，これが実習を継続して行っている理由ともなっている．

◆2 実習内容

- 脳卒中連携パス対象の短期入院と長期入院の対象者を担当できたので，それぞれの特徴を学ぶことができた．
- 担当以外の対象者の評価と治療にもかかわらせてもらい，臨床技術について学ぶことができた．
- 実習中に8名も担当したのは初めてだったが，大勢の対象者と接することができて嬉しかった．
- 作業療法計画書にそれぞれの担当症例をまとめることによって，問題点や治療の方向性などを整理することができるので良かった．
- 急性期病院のために短期入院であり，複数の異なる疾患の対象者をみることができた．養成校の講義だけでは具体的なイメージをもつことが難しいが，いろいろな疾患の対象者の訓練見学ができたので，勉強になった．
- もっとベッドサイドでの見学があると良かった．
- 評価と治療を同時に進めることが難しかったが，少しずつ慣れた．
- 記録，計画書は東大式であるとのことで，慣れるのに時間がかかった．
- 記録は先生の日々の記載をみることができると良かったと思う．

　担当症例数は学生の様子をみて調整している．通常は2，3名程度である．しかし，負担が重い学生には，指導者以外の治療場面の見学と治療の一部実施｛簡易上肢機能検査（STEF）の実施｝のみなどを最近は積極的に取り入れている．
　また，当院はベッドサイドの対象者が6割を占め，業務理解のためにもベッドサイドでの作業療法場面の見学が重要である．しかし，環境的制約，感染管理などの理由から

高頻度に行うことが難しい．この点も今後の課題と認識している．さらに，記録方法については，国際生活機能分類（ICF）に準じた評価方法を採用し，SOAP＋I，そしてプログラムを中心とした記載方法であるため，当作業療法部門の記載方法の文献[4]やカンファレンスで発表された指導者の作業療法計画書などの参考利用を促している．

③ 課題と発表

- 課題は学生の立場だと多かったが，やってみるとできないことがなく，ちょうど良いと思う．
- OTが作業療法計画書を頻繁に発表し，部内カンファレンスを行っていたため，自分で発表するときのイメージがつかみやすかった．
- 複数のOTから質問されることで，理解が深まった．
- プレゼンテーション力を高めるのに役立った．
- 文献抄読は良い勉強にはなったが，文章を書くのは苦手なので負担であった．その分，対象者をみられたらと思った．
- 文献抄読には苦手意識があったが，興味のあるテーマを自由に選ぶことができたため，勉強になった．
- 複数の指導者から丁寧に指導を受けられたので，ありがたかった．人前で話すことが苦手なので，練習をたくさんさせてもらえて良かった．

　当院では課題として文献抄読を学生に課している．これは自分の担当症例などで対応に困っている部分などの助けになる文献をみつけ，問題解決能力を高める狙いがある．しかし，学生の課題負担とスケジュールを考えると，実習の前半で行わざるを得ない場合が多く，担当症例の問題点が明確になっていないことが多いため，学生の興味のある内容からテーマを選択することが多い．

　また，抄読発表およびカンファレンスとして行われる担当症例の作業療法計画書の発表は，OT全員の出席を原則に開催しているため，最後に行われる症例報告発表の準備的な位置づけにもなっている．

④ 実習の指導方法・内容

- 精神面にも配慮してもらえて良かった．
- 丁寧に指導してもらえて良かった．
- わからない点や改善したほうが良い点について親切に指導してもらったので，落ち着いて訓練に臨めた．

　学生は，丁寧で親切なそして精神面にも配慮した指導方法を望んでいる．これについては，1人の指導者が十分に時間をとることが難しいので，身障OT部門全員がかかわることで，対応しようと努力している．

5 その他の自由意見

- 文献は端末で自由に検索ができたので，調べやすかった．他の実習生が多くいたので，心強かった．
- アクティビティを対象者と一緒に学べたのは良かった．アクティビティが対象者の楽しみにもなっていることが印象的だった．
- 訓練に生かせるヒントをたくさんもらったので，考える楽しさを感じた．
- 広い院内のため迷うことがあった．わかりやすい地図があると良かった．
- ゆっくり時間を取って，対象者やOTなどの視点について話をしてくれたことが，とても嬉しかった．

　学生の意見はさまざまである．このアンケートは実習終了時に書いてもらうため，事実上，記名式である．したがって，批判的な意見が少なく，より建設的に実習指導システムの改善を進めるためには，実習終了後に養成校からの情報収集も必要と思われる．

5　実習指導を経験しての感想・意見

1 実習の受け入れに関して

　複数の学生が同時期に実習に来ていると，学生の課題発表や中間・最終評価会議などが高頻度となり，通常業務との兼ね合いに離齬が生じてしまうおそれがある．加えて，医療の高度化，疾患の重症化，入院期間の短期間化に伴い，学生が担当可能と考えられる対象者が身障OT部門ではそれほど多くないことも，受け入れ人数を抑えている理由の1つである．

　国立大学リハビリテーション療法士協議会の平成24年度調査[3]によれば，国立大学附属病院に勤務する免許取得後4年目以降のOTが受け持った学生は年間平均0.8名であり，当院も同様な傾向を伺わせる．

　実習に投入される現場の業務量は，決して少ないものではない．したがって，実習を受け入れるには，学生に適切な指導を行える環境を整えることが責務と考えている．

2 養成校への3つの要望

　当院では，学生には，健康診断として，水痘，麻疹，ムンプス，B型肝炎（HB）の抗体価の提出を求めている．医学生と看護学生では以前から行われていたが，数年前から作業療法学科学生においても義務づけられるようになった．このような流れの背景には，自らの抗体価を知ることが感染制御の理解への第一歩であり，感染リスクに対する能動的理解を高める目的もある．病院の内外にかかわらず，人と直接的なかかわりをする医療系職種である以上，実習前に基本的な知識をもち，一定程度の対処ができることが必要と考えている．

　養成校には，この感染対策を包括したリスク管理を実行するための具体的な技能の向

上に時間を割り振ってほしい．血圧測定の手順，血液検査値の見方，標準予防策の重要性など多岐にわたるが，実技として明確に取り入れることで，学生は実習前からリスク管理感覚を高めることができると考えている．

次は，学生の精神面でのフォローの充実である．実習地で行き詰まってしまった学生は，指導者やその他の職員などにどのようにコミュニケーションを取って良いかわからなくなることもある．特に問題ないと思われる学生であっても，2週間に1度程度は電話で良いので学生の話を直接聞いてフォローし，必要があれば早期から指導者にフィードバックをお願いしたい．

最後は実習成績評価についての養成校間での基準の統一化促進である．養成校ごとに実習に求める要求水準が異なるため，同じ程度の能力をもつ学生でも優劣が異なる成績となる場合がある．学生は各養成校の評価用紙によって判定されるため，同程度での能力でも，たとえば優／良，あるいは可／不可または保留と差が生じる．複数の養成校を受け入れた場合には，同一実習施設内でのダブルスタンダードを当初から認めていることになる．これは指導者にジレンマを抱えさせるとともに，学生の不公平感にもつながりかねない．

これらを解決するために，たとえば大学と専門学校の特徴を生かした2大評価指標を作成し利用すること，あるいは可と不可の判定部分だけでも養成校間で同一基準とすることも一案ではないかと考える．

❸ 実習受け入れのメリット

実習に来る学生は養成校で最先端の知識・技術の授業を受けており，指導者も学生から学ぶことは少なくない．そして，自分の知識・技術を言語化・実演する場面の連続である学生指導は，定期的な自己点検として非常に有効である．また，実習の学生を受け入れることによって，若い新しい風を感じながら日常業務ができることは，職場環境をリフレッシュする良い機会にもなる．

日常の診療業務の効率化をより一層求められる現代の職場環境において，実習システムを維持・構築していくのは非常に労力を要する．しかし，かつて自分も学生であり，実習場面では多大なご迷惑をおかけしたにもかかわらず，温かく指導していただいたことを思い出すと，受け入れ学生が年間2名という小規模の実習地ではあるが，継続していくことが責務と考えている．実習を振り返って「この施設に来て良かった」といってもらえるように，今後も検討を進めていきたい．

文 献

1) 東京大学医学部附属病院パブリック・リレーションセンター：2012 東大病院のご案内．東京大学医学部附属病院パブリック・リレーションセンター，2012
2) 奈良篤史，伊藤哲司，柴田貴美子，他：臨床実習指導について—当院の臨床実習手引きの紹介を中心に．OTジャーナル　39：1247-1251，2005
3) 国立大学リハビリテーション協議会のウェブサイト〈http://plaza.umin.ac.jp/~kokudai/〉（2013年3月3日アクセス）
4) 奈良篤史，森下理恵，本多ふく代：身体障害の作業療法診療記録の書き方—当院作業療法身障部門の場合．OTジャーナル　34：1015-1020，2000

身体障害領域
—急性期施設（一般病院）

1　施設の概要

1．施設名：社会医療法人財団 石心会 埼玉石心会病院
2．施設種別：一般病院
3．職員数：総数（常勤）645名（医師73名，看護師304名，理学療法士26名，作業療法士12名，言語聴覚士5名，社会福祉士8名，その他の職員）
4．施設の特色

　当院は高度救急医療を提供する医療施設として地域医療の中核をなしている．併設して狭山総合クリニック，さやま腎クリニック，地域ケアセンターがあり，また在宅医療・在宅介護・施設療養にも力を注いでいる．

　当院は急性期病院であるため在院日数が短いが，当院から直接自宅に退院する対象者も多く，回復前期までの対象者を担当することもあり，また当院併設のクリニックでの外来通院や訪問リハなどでもフォローできる体制となっている．

　現在は日曜日のリハを開始し，365日リハを提供している（1月1日のみ休み）．

2　実習指導実績

　例年の年間受け入れ実績は，次のとおりである．
(1) 見学実習：4，5名．3日〜1週間．
(2) 評価実習：3，4名．1〜3月に2〜3週間が多い．
(3) 総合実習：3名．4〜12月に2か月間．各養成校が同じ開始月にならないように配慮している．

　当院では理学療法学科学生，言語聴覚療法学科学生も受け入れており，各療法学科の学生が同時期に重複することが多い．

3　実習スケジュールと指導上の工夫

　当院は急性期病院であるため，学生にとっては怖い・忙しいなどマイナスのイメージをもつことが多いが，どの実習でも急性期病院における作業療法の役割が理解できるよう指導に努めている．

❶ 見学実習

1．典型的なスケジュール（表11）

　実習初日の流れとしては，①オリエンテーションおよび実習スケジュールの確認，②施設見学｛関係施設（病院・総合クリニック）｝，③作業療法見学，④質疑応答を行っている．

表11　見学実習の典型的なスケジュール

月	火	水	木	金	土
オリエンテーション 施設見学 作業療法見学 →→→→→→			他部門見学	他部門見学	振り返り（最終フィードバック）

2．実習指導上の工夫

　養成校によって日数の違いがあるが，ほとんどの学生にとっては初めての現場体験となるため，次のような当院での見学実習の目標が達成できるよう指導している．
①病院の環境に慣れ，多くの対象者やスタッフなどとコミュニケーションをとることで対人関係を学ぶ．
②医療人・社会人としてのマナーを身につける．

　また，当院での他部門の見学は，理学療法場面や心臓リハ，外来などを調整できる範囲で見学させている．

❷ 評価実習

1．典型的なスケジュール（表12）

　実習初日に実習全体の流れを学生とともに確認している．実習スケジュールは，症例の担当開始や課題・発表予定，他部門の見学などを一覧にして渡し，全体がわかることで学生が安心できるようにしている．学生の休みは指導者と合わせることを基本とするが，評価などの進捗状況により変動する．

表12 評価実習の典型的なスケジュール

	月	火	水	木	金	土
1週目	オリエンテーション 作業療法見学			担当症例の紹介 ───────→	評価開始 (評価計画書の提出)	──→
2週目	────────────────→			まとめ ※必要に応じて評価継続		──→
3週目	症例報告書提出			他部門見学	他部門見学 症例発表	終了日

2．実習指導上の工夫

　見学実習の目標に加え，各養成校が掲げている実習目標・指導内容を把握したうえで，次のような当院での評価実習の目標を各学生に合わせて設定している．

①ボトムアップ方式で評価を行える（急性期病院であるため，トップダウン方式で評価を実施することが困難な対象者が多いため）．

　評価実習では，学生は養成校での机上の学習や学生間実習などの中で学習した評価項目を初めて対象者に実施するため緊張し，無事に終えることだけを目標にしてしまいがちである．しかし，学生が実施した評価の結果を統合・解釈する中で，対象者の全体像を把握できるようにサポートしている．また，症例報告書を書き上げる，上手く仕上げることにのみ主眼をおくより，医療人としてのマナーや対人関係などを学ぶ，評価を通して自分自身の役割を自覚する，作業療法の意義を学ぶ，などの機会を設けるよう努めている．評価実習では，最終学年での総合実習に備えた基盤作りとなる実習が行えるよう，指導者のみならずリハスタッフをはじめスタッフ全員で協力すべきであると考えている．

　フィードバックの実施時間は，指導者自身の業務終了後（カルテ記載後）ではなく，昼休みまたは夕方に行うようにしている．

1) 担当症例の決定

　前述したようにオリエンテーション時に症例の担当開始日を伝えてはいるが，当院は急性期病院であり，病状が安定しない対象者が多いため予定どおりに進まないことが多い．担当症例は，病状が安定し，比較的長期間入院の対象者を選定するようにしているため，学生に前もって当初の予定が前後する可能性があることを伝えるようにしている．学生は他学生と実習期間中に情報交換することで安心を得る反面，他学生と自分自身を比較することが多く認められる．評価実習は，期間が短いため，予定どおりに進行しないことで焦りや不安を生じてしまう．指導者はその気持ちを汲み取り，こまめに情報を与え，またできるだけ早めに担当症例を決定することも必要である．

2）課題

(1) 担当症例の評価：評価実習は期間が短いため，担当症例の選定により多少前後するが，最長でも2週目の初めには評価を開始する．実習期間が2週間の養成校の学生ではできるだけ早く担当症例の評価を開始できるよう配慮している．

担当症例の評価期間は，学生の進捗状況により延長することもあるが，おおむね5日間程度とする．担当症例の評価以外にも，機会があれば別の対象者について検査・測定や移乗介助などは随時実施させている．

急性期の対象者は身体機能や基本動作が日単位で変化し，学生の評価が追いつかないことがある．対象者の変化を追い，評価期間が長くなることで，学生は混乱を招くことがある．したがって，あくまでも学生が評価を実施したときの結果に基づいてレポートを作成するよう伝えている．

(2) デイリーノート：デイリーノートの記載方法は養成校により異なる．そのため，提出初日のデイリーノートをみてから，そのままのスタイルでいくのか，変更するのかを考えるようにしている．

記載内容をみて学生が混乱しているようであれば，例を挙げながら，また書かれている内容を使い，書き方の変更や新たな書き方を伝えることも可能である．各学生の能力に応じて進め方，ヒントの与え方を変えている．記載内容を全面変更すると，学生が否定されてしまったと感じてしまうので，あくまでも全面変更ではなく，提出されたデイリーノートを基に変更することが望ましい．

デイリーノートは観察やトップダウン方式の評価などの練習の手段としても使える．デイリーノートを利用して対象者の動作や行動を観察するポイントを伝え，観察する目を養うようにさせている．ただし，学生の負担とならないよう，最低何例の対象者について記載するかを指導者が提示することも必要である（例：午前・午後で1名ずつなど）．記載人数を少なめにすることで，疑問点や観察したことなど，動作分析の内容をしっかり記載することも可能となる．

デイリーノートの中で同じ対象者のことを何回も取り上げるなど，気になっている対象者がいるかを指導者は見つけ出し，学生の能力に応じてサブケースという扱いではないが，動作分析や評価・測定を行う機会を与えるようにしている．

症例報告書をまとめる時期になると，デイリーノートを書き忘れる学生が多くなる．その際には，デイリーノートの必要性を伝え，その日のフィードバック前に手書きでデイリーノートを書かせ，指導することも，時間を有効的に使う1つの方法である．

また，デイリーノートのためにメモをとることに集中してしまう学生に対しては，あえて対象者とかかわる際にはメモを極力控え，観察に集中する機会の場を作るようにしている．

(3) 症例報告書：症例報告書は養成校で提示した流れで記載させる症例報告書の提出期限を症例の担当開始と同時に伝え，その期日に合わせた評価計画を立案し，簡易でも良いので評価計画書を作成することを指示する．その計画書をもとに，評価項目の確認・整理，評価手順の確認をともに行う．

評価計画に関しては学生の能力に合わせ，スタイルを考慮する．項目のみの評価計画書や目的も含めた評価計画書などがある．対象者の評価は症例の担当開始に伴うもので

あるが，学生にとって担当当初から重い課題になってしまうと，残りの実習期間が大変に辛いものとなってしまうため，学生の能力に応じて評価計画の設定を行う．
(4) 施設見学：実習期間中，他部門の見学が行えるよう日程調整している．評価実習での他部門の見学は，理学療法場面や心臓リハ，外来，訪問リハ，リハ担当医の回診などを調整できる範囲で見学をさせる．

短期間の実習であっても，対象者・その家族・他部署からみれば学生も一職員とみなされてしまう．そのため，期待も多く寄せられることがあることを伝え，最低限の施設概要を伝えたうえで見学をさせる．学生は「自分は学生であるから」と考えてしまうことが多いが，将来，医療人として働き始めるための手がかりとなるよう誘導し，気づきを与える必要がある．

3 総合実習

1．典型的なスケジュール（表13）

実習初日に実習全体の流れを学生とともに確認している．実習スケジュールは，症例の担当開始や中間評価の目安，課題・発表予定，他部門の見学などを一覧にして渡し，概要がわかることで学生が安心できるようにしている．学生の休みは，基本的に指導者と合わせるようにしている．

2．実習指導上の工夫

見学・評価実習の目標に加え，養成校の掲げている実習目標や指導内容などをもとに，学生個人に焦点を当てた目標を設定するようにしている．

総合実習は，養成校での机上での学習や学生間実習などを終えた後，実際の病院・施設で対象者に触れることによりさまざまな知識や経験などを身につける目的がある．

学生の知識や技術などが十分でないことは当然である．したがって，①実習期間中に少しでも多くの知識を補っていくこと，②勉強の方法や調べることの大切さを学ぶこと，③評価技法を反復練習で習得すること，④学生を評価するための実習ではなく将来良いOTに育ってもらうための一過程になること，⑤苦手意識や学生が克服したいことを克服していけること，このような実習となるべく指導に努めている．そのため，総合実習では，卒前教育の一環という視点で指導者のみならず，リハスタッフなどで協力するようにしている．また，学生には1年後を見据えて実習を行うよう伝えている．

フィードバックの実施時間は，指導者自身の業務終了後（カルテ記載後）ではなく，昼休みまたは夕方に行うようにしている．

1）担当症例の決定

担当症例の決定については，評価実習の項を参照のこと．

総合実習では，なるべく病状が安定し，比較的長期間入院であり，直接自宅に退院となる見込みの対象者を選定するよう努めている．

2）課題

(1) 担当症例の評価・治療：担当症例の選定により多少前後するが，2週目の間には担当症例を紹介し，評価を開始する．評価期間はおおむね5日間程度としている．学生の進捗状況により延長することもあるが，5日間を1つの目安としている．

最低でも1症例は評価・治療の実施を経験させるが，学生の能力に応じてサブケース

表13 総合実習の典型的なスケジュール

	月	火	水	木	金	土
1週目	オリエンテーション 作業療法見学	評価や移乗介助などを行う				担当症例紹介
2週目	評価開始（評価計画書の提出）					
3週目	症例報告書提出・チェック	治療開始				
4週目						中間評価
5週目						
6週目	最終評価開始					
7週目	症例報告書提出				症例発表	
8週目	最終週は他部門見学を行う					学生最終評価

の担当を検討する必要がある．担当症例の疾患以外に経験したい疾患や学びたい評価などがあれば，学生の意欲・進捗状況に応じてサブケースとして担当させる．ただし，学生の経験としてサブケースを担当することは望ましいが，学生によっては2症例の担当は困難であることもある．その際には，完全な症例報告書として仕上げるのではなく，デイリーノートの延長として毎日経過を追う症例を設け，評価・測定した内容を記載させる．その後，簡易的な統合と解釈を記載し，治療プログラムを立案し，プログラムを実施させる．実施した内容を必ずデイリーノートに記載させるという流れで行うことも1つの方法である．デイリーノートにサブケースとその他の対象者の観察を分けて記載させれば良い．

担当症例以外の対象者を見学しているときには，治療の援助をしてもらう．また，検査・測定や移乗介助などは随時経験させている．
(2) その他の課題：デイリーノート，症例報告書，施設見学については，評価実習の項を参照のこと．

4 学生からの感想・意見

次に当院で実習した学生からの感想・意見を掲げる．

❶ 実習しやすいよう，オリエンテーションは十分でしたか

1．評価実習
- 病院見学，実習スケジュールの概要を実習開始直後に話してもらったことで実習しやすかった．

2．総合実習
- 急性期病院のイメージがなかったため，病院の説明を十分にしてもらったことで安心した．初日は病院とクリニックを見学することができ，良い機会となった．
- 事前にどのような病院かを確認することができたので安心した．

❷ 担当症例数や課題の量は適切でしたか

1．評価実習
- 適切だった．課題に関してはその日に行え，また勉強になる量であった．

2．総合実習
- 十分に睡眠がとれない日もあったが，課題が終わらないほど多いわけではなかった．対象者は急性期病院のため，入退院の回転が早かったが，短期間での連日の同じ対象者の見学により，変化を感じることができた．
- 大変なときもあったが，課題の出来具合をみて量を減らすなどの考慮をしてもらった．

❸ 指導は適切になされたと思いますか

1．評価実習
- とても丁寧に教えてくれた．

2．総合実習
- レポートやデイリーノートは細かく添削し，フィードバックしてもらった．指導者以外のスタッフにもその都度フィードバックしてもらい，理解が深まった．
- できていないことの改善策などを指導してもらった．

❹ 質問や疑問を指導者に聞くことができましたか

1．評価実習
- 聞くことができた．疑問に関しては，その場で聞ける環境であった．

2．総合実習
- 指導者および他のスタッフとともに行動することができるので，その都度質問できる環境であった．そのときに疑問に思ったことについて，後になると忘れてしまうこともあり，随時質問できる環境は良かった．1日の最後に「わからないことあった？」と聞いてくれることで，一層質問することができた．
- 基本的なことを質問する恥ずかしさがあり，積極的に質問ができなかったことがあった．

❺ この実習で最も学べたことは何ですか

1．評価実習
- 対象者とのかかわり方が最も学べた．他のスタッフも誠実なかかわり方をしており，学校では学ぶことができない必要なことだった．

2．総合実習
- 急性期の作業療法の意義についてたくさん考え，学ぶことができた．
- 治療者の立場での対象者とのかかわり方，基本的な報告・連絡・相談の重要性を改めて学ぶことができた．

❻ あなたが学びたいと思っていたことで，この実習で学べなかったことは何ですか

1．評価実習
- たくさんの経験ができたため，特にない．

2．総合実習
- 治療する中で対象者の転院が決まってしまい，最終評価を行えなかったことが残念だった．自分の考えた治療の効果や反省点などを考えていきたかった．
- すべて学ぶことができた．

❼ あなたに不足していた点，今後努力しなければならないと思った点は何ですか

1．評価実習
- 知識，積極性，考察力，文章力が不足していた．今後，努力する必要がある．

2．総合実習
- どうしても対象者の疾患にばかり目が向きがちになり，気持ちや背景などについてもっと考慮して治療と評価を行う必要があった．
- 知識が不十分で対象者の全体像を把握しきれなかったと思う．また，リスク管理においても未熟な点が多くあり，努力しなければならないと思った．

⑧ 指導者に希望することは何ですか

1．評価実習
- 特にない．とても勉強になっている．

2．総合実習
- 今まで勉強したことを臨床ではどう生かすのかを学べたら良いと思うので，たくさんの対象者に評価と治療をさせてもらう機会があればいいと思う．また，フィードバックしてもらうことで実際の技術を習得し，実習が深まると思う．
- 学生の立場から一緒に考え，指導してもらえる実習を希望する．

⑨ 休養や睡眠を十分にとることができましたか

1．評価実習
- 少し睡眠不足であったが，必要最低限の睡眠はとれていた．

2．総合実習
- 症例報告書の作成期間中はほとんど睡眠がとれない日があった．その他の時間（症例報告書の作成がないとき）は比較的睡眠がとれた．急性期病院であり，常に対象者がいるわけではなかったため，睡眠がとれないというわけではなかった．また，休みが不定期だったので，週に分散して休みが取れ，体力を温存できた．
- 十分にとれていた．

⑩ その他，今後の実習をより良いものにするための意見，感想を何でも良いので記入してください

1．評価実習
- 指導者および他のスタッフに気軽に話しかけてもらえて緊張がほぐれて良かった．そのため，質問もしやすかった．また，たくさんの対象者とかかわらせてもらい，勉強になった．

2．総合実習
- 2か月間という実習を行うことで，疑問をすぐに解決できたり，やりたいことをやってみたいといえる病院の環境が本当に大事だと思った．この病院でたくさんのことを学びたいと思うだけで，課題も意欲的に取り組めた．
- 実習では知識・技術も必要になるが，意欲やコミュニケーション能力などの人間性の部分も高い基準で求められているように感じた．また，疑問に思ったことなどについては隠さず積極的に質問するなどの行動をとることが，今後の実習では必要であると思う．

5　実習指導を経験しての感想・意見

❶ 学生受け入れのメリット

　実習を引き受けるメリットとしては，職場環境の改善（メリハリをつけることや，学生がいることで新たな風を送る）や，指導者および関係するスタッフの成長などが得られることがある．指導者も学生も「良い実習だった」といえる実習となることが大切である．評価や治療技術などを教えることも必要であるが，学生を医療人として育てることも重要である．学生を良いOTに育てよう，楽しみながら育てていこうと，心のゆとりがもてる指導者になりたいと考えている．

❷ 学生の意欲を高めるために

　学生が卒業して新人職員となってからも続く意欲やモチベーションを高め，より良い医療人としての姿勢につながるような実習となるように努めたい．そのため，卒前教育という視点で学生を育てていく指導者を務めるという認識をスタッフ間で共有していきたい．
　このために当院では，次のような工夫を心がけている．
(1) 学生が意欲的，自主的に行動を起こせるよう誘導する．
(2) 指導者は学生の評価を行い，できることや苦手なことなどを早期に汲み取るようにする．
(3) 学生が萎縮しないため，また学生が指導者以外のスタッフともコミュニケーションをとり，対人関係能力を養成できるよう，午前・午後でケース指導者を変更する．ただし，学生の緊張度合により調整を行う．
(4) 知識・技術の習得のみでなく，医療人・社会人としてのマナーを身につけてもらうようにする．
(5) 評価と治療ができるかどうかより，作業療法に対するモチベーションを高められるように配慮する．
(6) 急性期病院では，回復期病院と比べると，いわゆる作業を介して治療を行う機会は少ないと考える．しかし，作業療法の醍醐味は作業を用いて治療を行うことであり，その治療場面を指導者および他のスタッフが学生にみせていく．
(7) 症例報告書やデイリーノートなどは基本的課題であるため，その他に学生自身が克服したいことや身につけたい技法などを，各学生個人に合わせて目標設定をする．たとえば，実習初日に学生と話し合う中で目標を設定したり，1週ごとに学生自身に目標を立てさせたりするようにしている．
(8) 実習期間中に，観察力を養うための基本的能力を身につけさせたい．特に，評価実習はその後の総合実習に向けた準備期間となる．対象者の動作を分析したり，観察したりする中で得られた情報を挙げてもらい，欠如している部分を指導者および他のスタッフがなるべく早い段階でみつけることが必要である．そして，欠如している部分を補うための課題を提供し，自己研鑽し，気づきを得られるよう指導してい

く．これに関しては指導者だけでなく，かかわったスタッフも行っていく．その際には，指導者に適宜伝えて情報を共有することが重要である．

❸ 養成校への要望

　現代の学生は緊張しやすく，自分自身を上手く表現することが苦手，人と接することが苦手という学生が多くなっている傾向がある．卒前教育という観点からは，最低限，対象者を評価して全体像をつかみ，治療に生かせるように学生を教育しなくてはならないが，実習を通して人間性・個性を育むことも指導者の業務には必要となっていることを養成校側も把握していて欲しい．問題が生じた学生に対する養成校側の対応もまちまちであるのが現状であり，「卒業させてしまえばいい」，「学校に委ねてください」との返答も見受けられる．学生自身の問題という側面もあるが，実習地だけに委ねるのではなく，養成校の教員も責任のある対応をしてもらいたい．

身体障害領域
—回復期施設

1 施設の概要

1．**施設名**：医療法人社団 謙和会 荻野病院
2．**施設種別**：回復期リハ病院
3．**職員数**

　総数160名（うち回復期リハ病棟は専任医師1名，外来兼務医師5名，看護師27名，看護補助者10名，専任セラピスト22名，外来兼務セラピスト4名）
　病棟：理学療法士9名，作業療法士10名，言語聴覚士3名，医療ソーシャルワーカー1名
　外来（予約制）：理学療法士1名，作業療法士1名，言語聴覚士2名（病棟兼務）
　介護老人保健施設：理学療法士2名，作業療法士2.5名（パート勤務を含む）
　（うち実習指導者5名；臨床経験年数22年，14年，9年，8年，7年）

4．**施設の沿革**

　当院は昭和25年に内科の医院として開業し，昭和55年に医療法人として病院を開設した．平成3年に改築（59床）してリハ部門を開設し，同時に介護老人保健施設（61床）を併設し，通所リハ（定員15名）を開始した．平成12年の介護保険法成立とともに居宅介護支援事業所として指定を受けた．平成18年には包括支援センターを併設した．小規模ながら一貫して地域に根差した医療を目指してきた．

　平成15年に回復期リハ病棟（58床）が認可された．平成22年7月から，休日もリハを行う365日リハを開始している．

　標榜科：内科，リハビリテーション科

　施設基準は，次のとおりである（平成24年4月現在）．

　回復期リハ病棟入院料1，脳血管疾患リハ料（Ⅰ），運動器リハ料（Ⅰ），呼吸器リハ料（Ⅰ），休日リハ加算（365日体制）

5．**その他の特徴**

1) 当院でのリハ体制の特徴

　当院は変則勤務体制をとっている．学生は指導者と同じ勤務時間帯となり，ADLの申し送りや勉強会などにも参加することになるため，次に特徴を列挙する．

　当院では，脳血管障害，高齢者，認知症の対象者が多く，生活リズムの獲得，早期離

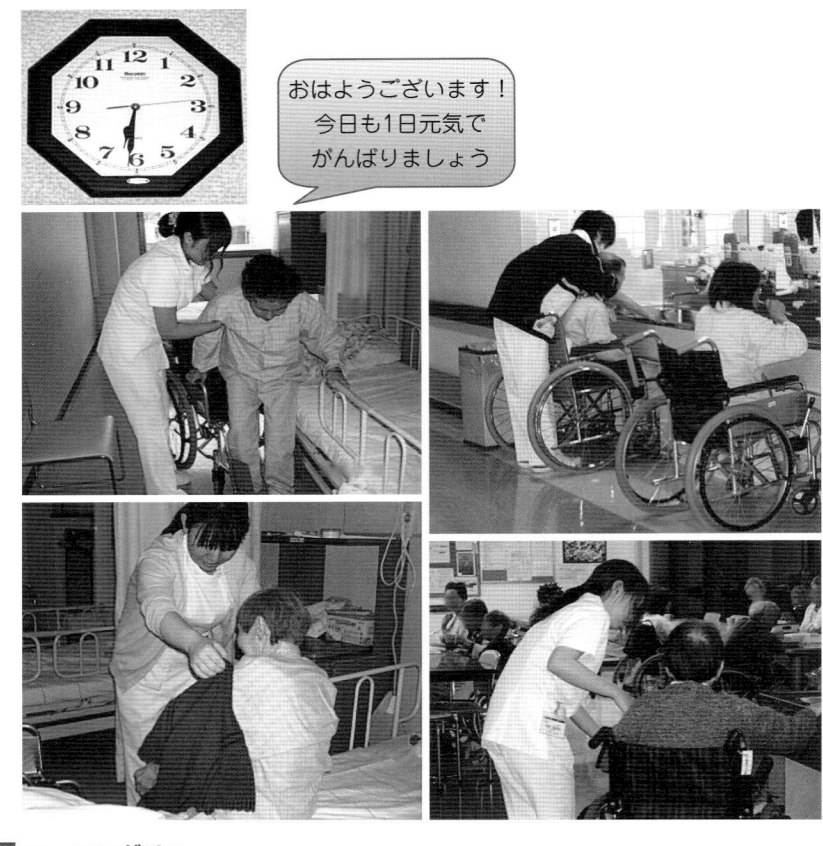

図31 モーニングリハ

床が大切である．そのため，回復期リハ病棟の開設当初から，リハスタッフは朝早くから夕方までモーニングリハ，イブニングリハとして，直接病棟で対象者のADL訓練を実施している．リハスタッフ1名につきADL訓練の対象者は3〜4名である．訓練内容は起居動作，移乗，整容，トイレ動作，移動などであり，ADLが自立すると終了する．病棟での実際の訓練の様子を**図31**，**32**に示す．

　リハスタッフ（PT，OT）は変則勤務である（**表14**）．勤務時間は早番6：30〜15：00，遅番10：30〜19：00，日曜，祝日8：30〜17：00となっている．1週間単位でみると水曜日，木曜日で早番，遅番が切り替わり，休日と日曜，祝日の日勤体制が組み込まれることとなる．現在，1日6〜8名のリハスタッフが早番，遅番の出勤をしている．勤務体制の例を**表15**に示す．

2）ADL向上のための当院の取り組み
　ADL向上のために，次のような相互に確認する取り組みを行っている．
(1) リハスタッフ内での早番，遅番の勤務交替時のADLの申し送り（週1回）
　　例：早番のOTから遅番のPTへの申し送り（Aさんの整容動作は車椅子座位から立位で自立できた）

図32 イブニングリハ

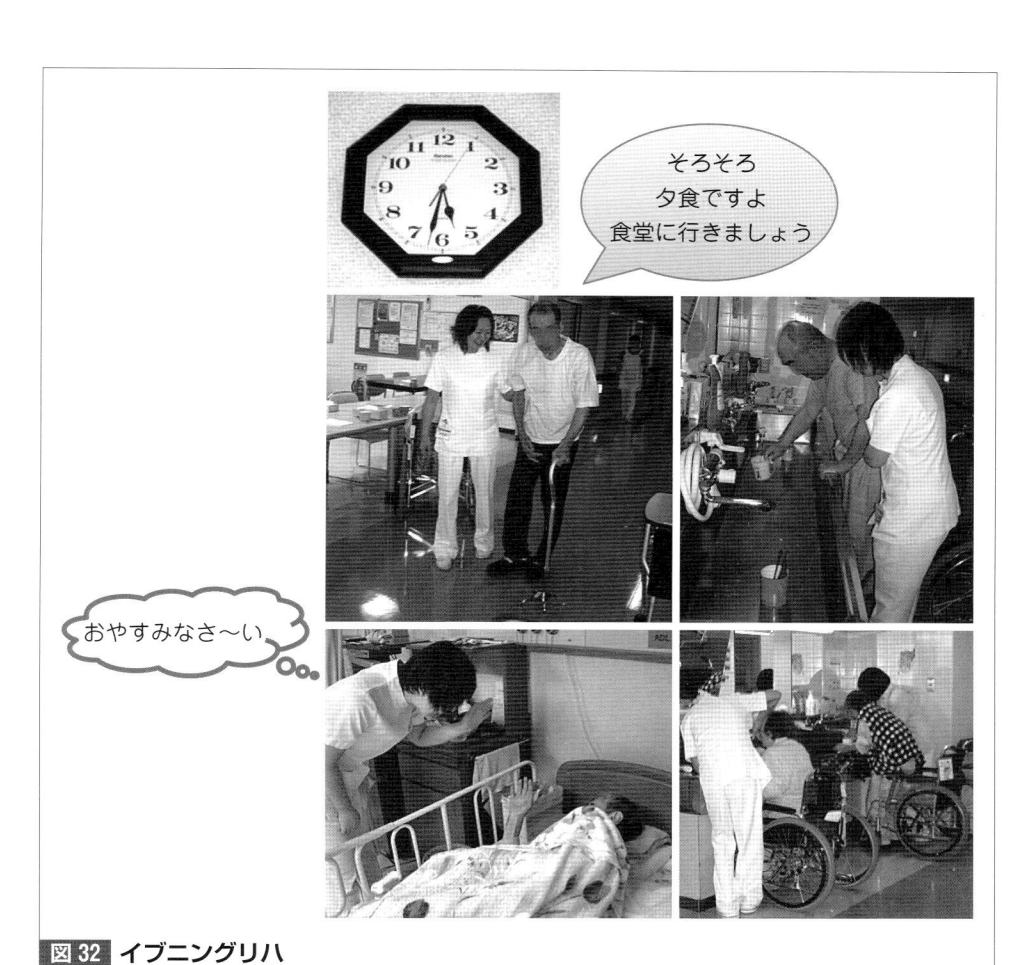

表14 早番,遅番のリハ体制の例

時刻	6:30 — 8:30	10:30 15:00	17:30 — 19:00
早番 PT	病棟でのモーニングリハ（起居動作,移乗,整容,トイレ動作,更衣動作,移動など）	＋日中の訓練	
遅番 OT		日中の訓練＋	病棟でのイブニングリハ（起居動作,移乗,整容,トイレ動作,更衣動作,移動など）

第3章 身体障害領域―回復期施設

表15 1週間の勤務体制の例

	月	火	水	木	金	土	日
OT	早番	早番	早番	休日	遅番	遅番	日勤
PT	遅番	休日	遅番	早番	早番	早番	日勤
ST，MSW	日勤	日勤	日勤	日勤	日勤	半日	休日

(2) 病棟看護師とリハスタッフの情報交換（週1回）
　例；リハスタッフから看護師へ（Bさんはベッドから車椅子への移乗動作を自立にしたい）
　　　看護師からリハスタッフへ（Cさんの杖歩行は自立にできるか）
(3) リハスタッフ合同のADL勉強会
　平成22年6月から，月1回の勉強会を実施し，健常者のADL動作の分析，観察のポイント，訓練との結びつけ方を考え，独自のADL評価用紙の作成などを行ってきた．当院の回復期リハ病棟の実習に対して特に気をつけている点は，病棟でADL訓練を行う場合には，対象者のADL自立を促すポイントをリハの視点から考えられるように学生に指導することである．

2　実習指導実績

　平成24年度の受け入れ実績は次のとおりである．
(1) 見学実習：2名（1日×4回）
(2) 評価実習：1名（2週間）
(3) 総合実習：2名（約7週間）

3 実習スケジュールと指導上の工夫

❶ 見学実習

1．典型的なスケジュール
　見学実習は，1日見学のためスケジュールは特に決めていない．養成校で与えられた課題を行い，リハ室での見学を行う．

2．実習指導上の工夫
　学生は1，2年生であるため，まだ養成校で授業を受けているような気持ちでおり，十分に実習の心構えができていないことが多い．学生によっては過度に緊張したり，遅刻してしまったりする．そのため，学生の緊張をほぐすようにスタッフや対象者などへの挨拶や，会話の仕方にも配慮する．学生はまた，受け身的なことが多く，あまり質問などもしないため，指導者から質問などを引き出す工夫が必要である．ただし，この時期の学生の自己評価は高く，指導者の学生評価とはギャップがある．

❷ 評価実習

1．典型的なスケジュール（表16）

2．実習指導上の工夫
　評価実習は期間が短く，内容も限られている．そのため，できるだけコミュニケーションを取りやすい対象者を学生の担当症例として選択することを心がけている．また，総合実習と違い，養成校でまだ学習していないことがあったり，専門用語なども知らなかったりすることもあるため，学生に確認しながら進める．授業で学習した評価項目は列挙できても，個別の対象者への評価などは応用力がない場合が多く，助言が必要なこともあるが，実習期間が短く限界がある．

　また，日勤での時間帯の実習とし，早番，遅番で行っているモーニングリハ，イブニングリハは1日ずつの見学にとどめている．

❸ 総合実習

1．典型的なスケジュール（表17）

2．指導上の工夫
　総合実習では，初日に学生と一緒に大まかなスケジュールを決めるが，学生の評価の遅れや担当症例の体調不良などの要因で修正が必要になることが多い．なるべく1週間単位で予定を見直しながら進めるようにしている．

　最近の傾向として，学生によっては初期評価とまとめが遅れ，担当症例が1例となってしまうこともある．スケジュールに余裕のある学生には，希望があれば併設施設の介護老人保健施設や，通所リハなどの見学をさせることもあるが，学生が積極的に希望することは少なくなっている．

表16 評価実習の典型的なスケジュール

		月	火	水	木	金	土
1週目	午前	オリエンテーション 作業療法見学	担当症例紹介 作業療法見学 評価項目立案	担当症例評価 評価計画確認	理学療法, 言語聴覚療法 訓練見学		
	午後		カンファレンス参加	早番遅番交代時のADL申し送り参加		リハ内勉強会参加	

		月	火	水	木	金	土
2週目	午前	症例報告書提出	症例報告書見直し	→	症例報告書完成	学生評価	
	午後		早番見学 カンファレンス参加	遅番見学 早番遅番交代時のADL申し送り参加			

4 各実習に共通の指導上の留意点

1．実習導入期に心がけていること

　評価実習, 総合実習にかかわらず, 1期目の学生は, 実習施設の環境や生活のリズムなどに慣れるまでに時間がかかる. また, 対象者と接することに緊張する学生も多いため, 評価に入る前の見学を多くして, スケジュールに余裕をもって始める. また1期目でつまずくと次の実習に影響するため, 指導者だけではなく他スタッフも声をかけるようにし, できるだけ学生が話しやすい雰囲気を作ることを心がけている. 学生は年齢の近い新人スタッフに質問することも多いため, 新人スタッフには学生との会話を増やすように指導している.

2．当院の不規則勤務への対応

　当院は不規則勤務のため, 学生の生活管理には特に配慮している. 宿泊場所や交通手段, 天候不良時の交通手段などは事前によく確認している. 盛岡であるため, 特に冬期間の実習の場合にはなおさらである. 具体的には早番と遅番の切り替え時には早く帰宅できるように課題を少なくする, 早番のときには朝食を済ませたか, 水分補給が十分かなどを聞くようにして, 体調に変化がないか気を配っている. さらに, レポートなどの締め切り前には学生は睡眠不足になりがちなため, 睡眠時間のチェックをしている.

　他県からの実習を受け入れる場合には, ホテルやウィークリーマンションなどに宿泊することもあり, 生活や健康などへの配慮が必要である. 鍵を落とす, けがをするなど, 思わぬトラブルもあるので, 学生が1人で解決できない場合には相談に応じている. また, 養成校との連絡を密にするようにしている.

表17 臨床実習の典型的なスケジュール

1週目

	月	火	水	木	金	土	日
	日勤	早番	早番	休日	遅番	遅番	日勤
	オリエンテーション	治療場面見学	メインケース紹介		初期評価開始 →→→		
		カンファレンス参加				理学療法,言語聴覚療法見学	

2週目

	月	火	水	木	金	土	日
	遅番	休日	遅番	早番	早番	半日	休日
	→→→		初期評価まとめ	評価見直し	→→→		
	カンファレンス参加				リハ内勉強会参加		

3週目

	月	火	水	木	金	土	日
	早番	早番	休日	遅番	遅番	遅番	休日
	治療計画提出	治療計画見直し		治療開始			
						学生中間評価	

4週目

	月	火	水	木	金	土	日
	遅番	遅番	遅番	早番	休日	休日	日勤
	サブケース初期評価開始	------→					サブケース初期評価まとめ
			養成校実習地訪問	家屋調査同行			

5週目

	月(祝日)	火	水	木	金	土	日
	日勤	早番	早番	休日	遅番	遅番	半日
		メインケース最終評価開始	→→→		→→→	メインケース評価まとめ研究レポート作成	→→→
					リハ内勉強会参加		

6週目

	月	火	水	木	金	土	日
	遅番	休日	遅番	早番	早番	休日	日勤
	→→→		→→→	→→→	症例研究発表		

7週目

	月
	早番
	学生評価 実習終了

3．他職種への対応

学生は病棟内で実習していることが多く，看護師，医師などの他職種と接する機会も多いため，特に挨拶と言葉づかいには十分に注意するよう指導している．

4．学生への個別的な対応

学生によって，課題や担当症例の数を調整している．指導者が学生の自主性を引き出すつもりでも，スケジュールがどんどん遅れる場合がある．評価そのものに時間がかかる，ADLの観察ポイントがつかめない，全体像をまとめることに時間がかかる，プログラムを変化させられないなど，指導するポイントは学生によって千差万別である．指導者は学生に合わせて，ヒントを与える，見本を示すなど，どう伝えたら理解できるのか，反応をみながら次に進めるようにしている．実習がある程度進行して初めて学生の反応がわかることもある．実習がうまく進んでいるかどうかは学生の表情や態度に如実に表れている．学生の特徴を早くつかみ，個別に対応することが必要なので，他の先輩スタッフから指導者に時機をみて助言する場合もある．逆に，指導者からスタッフに助言を求める場合もある．

5．養成校との連絡

学生にとっては養成校の教員の助言は心強い．幸い当院が実習を受けている養成校は市内にあり，場所も近いため，フットワークよく対応してくれる．学生につまずきがあった場合には，指導者や実習施設などで抱え込まず，養成校に早めに連絡し，学生と面談してもらうことで問題が早く解決する場合がある．

4　学生からの感想・意見

❶ 学生の実習フィードバック用紙から

実習終了直後の学生に，実習の経過や施設などに対する感想を書いてもらっているが，筆者の印象として，まだ学生自身の実習経験を客観視できていないものが多い．それに対して，実習終了後，養成校で学生自身が実習経験を振り返って記載し，施設に送付するフィードバック用紙がある．これが学生の意見を反映しているので，次にいくつかを抜粋してまとめる．

Q：この実習で最も得たと感じることは何ですか？

学生A：訓練だけではなく，実際にADLとかかわっていくことは，とても大切であると感じた．実際にADLに介入することの大切さを知ることができた．また，訓練時の課題の高さなどを考慮してプログラムを立案することも改めて重要であると感じた．積極的に対象者とコミュニケーションをとる力も得たと思う．

学生B：リハ以外の時間も対象者と接することで対象者の実際の生活を知ることができ，何のためにリハを行っているのか自然と理解できた．自分からもっと積極的に質問をしていればもっと学べたと思う．治療に一生懸命に励む対象者と接して自分も力になりたいと思った．自分がかかわったことにより，対象者に良い変化を生み出すことができて，自分にもできることがあると感じた．

学生C：ADL，治療，カンファレンス，家屋調査など，さまざまな場面を見学させてもらった．対象者との接し方を学んだ．

学生D：学んでいる身なのだから，わからないことは聞いたり，体験していかなければ自分のためにならない．今になってそう思う．

学生E：不安だった移乗に自信がついた．不安なことはそのままにせず積極的に聞くことで，対象者像をはっきりさせることができた．自分の対象者へのアプローチが良い成果を生み出した．ADL場面でのかかわりを通して対象者の生活上の困難さを実感できた．

学生F：初めての長期実習で不安でいっぱいだった．自分から行動することができず，わからないことを抱えてしまい，更に不安になってしまった．指導者が解決方法などを一緒に考えてくれ，わからなければ指導者に指導を求めていけばいいのだと思ってから，気持ちが楽になった．

❷ リハスタッフの学生時代の経験から

これらのアンケートの確認作業をする際，リハスタッフから「アンケートにはまだ学生が本音を書けない」という声が出た．その後，スタッフ自身の実習時の経験なども含めた話し合いに発展した．話し合いの結果も含めて次にまとめた．

1．学生は指導者に質問できない．一方，指導者は学生の質問や提案などを待っている

アンケートにも記載されていたが，学生は質問できなかったことを反省している．指導者は学生に質問をし，「わからないことは聞くように」と伝えているつもりだが，学生はまだまだ聞けない．「何でも聞いて良いからね」と指導者にいわれても，「こんなこともわからないの？」といわれることを恐れている．「間違えてもいいから」といわれても「間違えたくない」と思い，自分が評価されることに緊張し，いつも指導者にみられていると思っている．

また，あるスタッフは，実習終了時に指導者から「『移乗をもっと経験させてください』など，自分からもっと積極的に提案してきても良かったよ」といわれたという．だが，学生としては，実習地によってリスク管理が厳しいため，自分から提案して良いのか迷い，いわれたことだけを行ってきたので，「最初に学生にできる具体的なことを教えてもらえれば良かった…」という．一方，この話を聞いた学生指導をしたことがある経験者は「学生から何を経験したいか，積極的に提案してほしい．実現できる，できないは，こちらで判断して伝えるのに」という．

学生，指導者ともに，話してもらわないとわからないと感じている．指導者は，学生には具体的な例を挙げて質問をし，希望を聞くことも必要だろう．

2．学生は「まず評価ができるか」で気持ちはいっぱい

スタッフの意見で大勢を占めたアンケートにも書けない学生の本音は，「学校で教わってきた評価が実際にできるかどうか」が心配ということである．学生はそれで気持ちがいっぱいになり，焦っている．対象者は1人1人違うので，評価実習でできても総合実習でできるとは限らない．学生はもたもたしている自分をスタッフが冷たい目でみているような気がする．まず，障害名から評価項目を列挙し，評価して数値を出す．とにかく評価項目をすべて終わらせ，その数値から問題点を考える．観察は主観で書いている

ようで自信がもてない．対象者の生活上の困難や社会背景などはまだ考えられないという．

　一方，指導者は学生にはまず対象者をしっかり観察して欲しいと考えている．第一印象を大切にして，観察から評価項目を考えて欲しい．対象者の特徴をつかんで欲しい．観察がしっかりできていれば問題点や目標もわかりやすい．評価項目の1つ1つができたかということよりも（できることは当たり前），問題点と結びつけることや，まとめることを学生ができないと感じている．観察のポイントを学生がわからないと感じている．

　これでは学生と指導者の考え方にずれが生じるのは当たり前である．指導者は学生の気持ちを汲みながら，評価のやり方の見本をみせる，一緒に再評価する，観察のポイントを具体化する努力も必要である．

　また，アンケートにあったように，学生は移乗などの具体的な自分の技術を高めることができたことが自信になる．実習終了後には評価項目をどれくらい経験したかが学生の自慢になり，自信になるという．

　できるだけ多くの評価を経験させたいのは指導者も同じである．

3．学生は具体的な生活場面をしっかり観察することでやっと生活を実感できる

　学生は自分の祖父母の世代の対象者の社会生活も，入院生活もよくわからない．学生は自分の生活を基準にして考えてもわからない．そのため，対象者の生活上の困難がわかる，観察できるような機会を多く作ることが必要である．

4．対象者の役に立ったことを感じられると嬉しい

　実習中に自分のかかわりで対象者が変化し，自分にもできることがあると実感する．これは学生の素直な気持ちであり，作業療法が楽しい，OTになりたいと感じられる瞬間である．実習でこういう経験をもっとさせてあげたい．

5．実習終了後の当院への就職について

　当院では早番，遅番があり，365日の不規則勤務にもかかわらず，実習終了後に就職を希望する学生が多い．当院での実習を経て就職したOTスタッフ5名にグループインタビューを行い，当院での実習の感想を話してもらった．

Q：学生にとって，早番，遅番の不規則勤務，さらに365日体制は大変だったか？

スタッフA：実習前は大変そうだと感じていたが，実際に始めてみるとペースがつかみやすかった．

スタッフB：あまり抵抗なくできた．交通手段には少し苦労した．天候が悪かったときには家族に協力してもらったこともある．

スタッフC：早番がつらかった．天候によって自転車が使えないこともあり困った．

スタッフD：早番は早く帰ることができるので，日中にレポートに取り組み，睡眠時間も確保できて良かった．早番から遅番の切り替え時には，指導者が遅くまで残らないように配慮してくれていた．365日体制では3～4日に1回ずつ休みが入るので，指導者にアドバイスをもらってから自分で勉強をしたり，レポートをまとめたりするにはペースがつかめて良かった．

スタッフE：実習地が決まってから早番，遅番の不規則勤務であることに気づいてあわてたが，ペースは早くつかめた．ただし，交通手段には困り，天候はいつも気にしていた．

Q：ADLを重視し，病棟で実際に対象者と訓練する体制を学生としてどう思ったか？

スタッフA：すでに先輩から情報は聞いていたし，教員からも学生は実習施設に柔軟に適応するようにいわれていたので，特に違和感はなかった．ADLの評価をわざわざ場面設定をしなくてもリアルタイムでみることができ，しかも毎日連続して観察できた．1日目で少し見逃したことも，2日目にまた確認できるのはとても良かった．

スタッフB：あまり抵抗なくできた．スタッフの動き方をみながら自分なりに動くことができた．

スタッフC：もともとADLに興味をもち，ADLを重視している実習施設を希望したので，対象者の生活の様子を毎日みることができたのは良かった．また，担当症例に，食事の際に自助具の使用を勧めたら効果的で，さらに簡単な自助具に交換していくこともできた．自分の勧めた自助具が担当症例の生活に定着したことを目の当たりにできて面白かった．

スタッフD：担当症例と他の対象者のADLの状態を比較できるのは良かった．担当症例の整容動作が座位から立位になったり，トイレ動作が自立したりと，ADLの変化がわかりやすかった．

スタッフE：対象者のADLの目標が立てやすいし，そのためにどういう訓練をすればいいのか，関連づけがわかりやすかった．ADLの勉強会にも参加させてもらって，みんなでビデオをみながら問題点などを話し合っているのが参考になった．自分のレポートを書くときにもまとめやすかった．

Q：当院での実習で良かったと思ったことはあったか？

スタッフA：指導者以外のスタッフの対象者の治療を見学し，デイリーノートに記入すると，そのスタッフから直接にフィードバックがもらえ，指導者以外もちゃんと学生のことをみてくれていると思った．スタッフにいろいろな意見があることもわかって良かった．

スタッフB：病院の規模がちょうど良く，スタッフの顔も覚えられた．みんな明るく話しやすい雰囲気で，質問もしやすかった．

スタッフC：家屋調査に行ったり，外出訓練を一緒にしたりすることで，退院後の対象者の生活を具体的に考えられた．また，アクティビティの使用が多くて楽しかった．アクティビティを使用することで対象者の表情が良くなることや，モチベーションが上がることを実感できて，作業療法は面白いと思った．

スタッフD：リハとしてあまり技術や手技に偏らず，自由度が高いところが良かった．PTもOTも中庭で屋外歩行や草取りなどをしていた．また，近くのスーパーにPTが対象者と買い物に行き，OTが調理訓練をするなど，OTがやることをPTも理解してくれていると思えた．

スタッフE：PT，OT，ST，MSWでよく話し合っていて，リハチームで対象者のリハに取り組む様子が良くわかった．外出訓練などにも同行させてもらい，幅広い取り組みがみられて面白かった．

　同時に当院での実習で良い点ばかりでなく，実習の改善点なども尋ねたが，今回は限界があった．

5　実習指導を経験しての感想・意見

　学生の実習後の感想，実習後当院に就職したスタッフ，実習担当者などからの意見を次にまとめた．

1．学生が実習中に作業療法の魅力について感じられることが大切
　学生が作業療法を面白いと感じる経験が大切である．多くの課題を抱えている学生にとっては，学生として評価されること，レポートを書くことに精一杯で余裕がない．指導者も作業療法のいろいろな経験をさせてあげたいと考えていても，デイリーノートやレポートのチェックで，スケジュールの変更を余儀なくされることが多い．課題を減らす，あるいは実習の目的を絞り込んで，のびのび実習をさせるような実習形態の根本的な変更が必要なのかもしれない．

2．学生の「わかった！」という笑顔を引き出そう
　学生は何がわからないかを言語化できない．何を質問すればわかるのかわからない．だから質問できない．指導者は，「学生は何がわからないのか」をもっと早く把握する必要がある．学生の態度や表情に気を配り，「わかった！」ときの笑顔を大切にする．指導者を経験するに当たり，コーチングなどのスキルを磨く機会が必要であろう．当院でも学生にどのくらい「わかった！」と思えるような実習をさせているだろうかと反省した．

3．学生受け入れのメリット
　学生を受け入れることは，施設側やスタッフにとって身体的，心理的な負担が大きい．養成校も増えているため，実習依頼も多くなってきている．ついつい学生の受け入れに消極的になってしまいがちであるが，無理のない範囲での実習の受け入れは前向きに検討していく必要がある．実習を受け入れることで，施設側のリハの内容や施設のあり方などが問い直され，スタッフにも緊張感が生まれるメリットがある．特に若いスタッフは自分たちの実習のことを思い出し，先輩として誇らしげに感じているようである．
　さらに，学生を通して施設を知ってもらえるため，就職説明会で理解されやすいというメリットもある．

4．楽しい実習施設は，リハスタッフにとっても働きやすく，やりがいのある職場となる
　スタッフが真剣に対象者のリハに取り組み，対象者の回復・社会適応をともに喜び，より添って働いている姿を体験してもらうことは，学生にもやりがいを感じさせる作業療法の体験となる．やりがいのある作業療法の現場であるかどうか，学生を受け入れることで見直す機会にもなる．

4 精神科領域

1 施設の概要

1. **施設名**：医療法人社団 永寿会 恩方病院
2. **施設種別**：精神科病棟および内科病棟を有する病院
3. **職員数**：約280名（医師34名（非常勤も含む），薬剤師5名，看護師121名，作業療法士11名，介護福祉士15名，ケアワーカー71名，精神保健福祉士（PSW）10名，管理栄養士，事務員など）
4. **施設の沿革**

　当院は昭和40年に創立され，現在の病床数は470床（精神科病床385床，内科病床85床）である．平成8年に精神科作業療法の認可を受ける．現在，11名のOTが精神科病棟での作業療法に従事している．

5. **その他の特徴**

　入院歴が30年を超える対象者もいる一方で，平均在院日数は210日（平成23年12月〜平成24年11月）となっており，東京都内の精神科病院の平均在院日数よりも短い．対象者は90％以上が東京都に住所があり，そのうち52％が当院がある八王子市である．

　入院している対象者の平均年齢は，54.5歳（平成24年11月現在）であり，その疾患別の内訳は，統合失調症54％，認知症28％，感情障害10％（平成24年6月現在）である．

　精神科病棟は，大きく分けると，措置入院・医療保護入院の対象者がいる閉鎖病棟，任意入院で社会復帰を目指す開放病棟，認知症病棟がある．

2 実習指導実績

　平成10年頃から養成校の実習を受け入れている．平成24年度の受け入れ実績は，次のとおりである．

(1) 見学実習：48名（45名（2時間），2名（1日，PT学生），1名（1週間））
(2) 評価実習：1名（2週間）
(3) 臨床実習：1名（9週間）

3　実習スケジュールと指導上の工夫

❶ 見学実習

1．典型的なスケジュール（表18，19）

表18　2時間の見学実習の典型的なスケジュール（1グループ：11〜12名）

9：30〜 9：40　オリエンテーション
9：40〜10：40　精神科作業療法の見学
10：40〜11：00　病院内の見学
11：00〜11：30　質疑応答

表19　1日以上の見学実習の典型的なスケジュール

9：00〜 9：20　オリエンテーション（2日目以降は申し送りに参加）
9：20〜11：20　精神科作業療法プログラムに参加
11：20〜12：00　記録
12：00〜12：50　休憩
12：50〜13：00　精神科作業療法プログラムの準備
13：00〜15：00　精神科作業療法プログラムに参加
15：00〜15：30　病院内の見学（2日目以降は記録）
15：30〜16：30　記録
16：30〜17：00　指導者からのフィードバック

2．実習指導上の工夫

　精神科作業療法の見学ではグループをさらに細分化し，その日に活動しているプログラムを数か所ローテーションしながら見学できるようにしている．精神疾患の対象者と触れ合うことも目的の1つであるため，学生には対象者に自由に話しかけるように伝え，自分の言動によりどのような反応が返ってくるのかを実際に体験できる場と時間を設けている．1週間の実習の場合には，デイリーノートに対象者との会話を書き出すことを課題にし，評価実習を意識した内容にしている．

❷ 評価実習

1．典型的なスケジュール（表20）

2．実習指導上の工夫

　精神科病院を見学したことがない学生も多いため，初日は見学実習と同じ内容を実施している．学生が担当する対象者（担当症例）が土曜日にしか開催されない精神科作業療法プログラムに参加予定で，かつそれが担当症例にとって重要と思われる場合には，土曜日も実習日としている．評価場面は作業療法室だけに限らないため，学生は自由に

表20 評価実習の典型的なスケジュール

	月	火	水	木	金	土
1週目	オリエンテーション 作業療法見学 病院内見学	担当症例の決定 担当症例と顔合わせ ①ノート提出	②担当症例の評価 →		→	施設事情に合わせて実習または休日
2週目	①継続 → ②継続 → ③初期評価のレポート提出			レポート発表	学生評価	休日

病棟に出入りできるよう，病院側に実習を理解してもらっている．また，学生は担当症例と1対1でかかわる時間もあるため，報告・連絡・相談の必要性を伝えている．病院内の共通鍵を学生に渡しており，実習期間中に管理してもらっている．

③ 総合実習

1．典型的なスケジュール（表21）
2．実習指導上の工夫

評価実習と同様の内容に加え，当院には認知症病棟があるため，集団（約25名）でのレクリーダーを経験してもらっている．

学生によっては，サブケースを受けもつことや，作業療法場面だけの評価を行う担当症例を受けもつことなどもあり，個々の学生の実習進度に合わせて変化をもたせている．また，希望があれば学生の持ち込み企画の作業療法プログラムも行う（例：陶芸粘土でのシーサー作り，ご当地料理の試食会，など）．

指導者は，学生によるこれらの作業活動の安全面（道具，環境）に配慮できるよう指導している．

④ その他の実習指導上の考慮・配慮事項

1．基本三原則の提示

当院では，実習初日のオリエンテーションにおいて，実習中に実行してもらいたい当院独自の基本三原則を提示している．

(1) 誰にでも笑顔で挨拶をする：相手に好印象が残り，目をかけてもらいやすいと考える．
(2) 時間を守る（提出物の期限，遅刻厳禁）：レポート再提出の期限は学生に決めさせている．その目的は，自分の言動に責任をもってもらうことと，主体性を養うためである．
(3) 鍵の管理に責任をもつ：精神科病院には閉鎖病棟もあり，鍵の管理が重要である．医療機関における安全管理のあり方を理解することが大切である．

表21 総合実習の典型的なスケジュール

	月	火	水	木	金	土
1週目	オリエンテーション ①作業療法見学 病院内見学	②ノート提出 →→→→→→→			メインケースの決定と顔合わせ	施設事情に合わせて実習または休日
2～3週目	①継続 →→→→→→→ ②継続 →→→→→→→ ③メインケースの評価 →→→→→→→					同上
4週目	①継続 →→→→→→→ ②継続 →→→→→→→ ③継続 →→→ ④初期評価のレポート提出			⑤メインケースの作業療法プログラム		同上
5週目	①継続 →→→→→→→ ②継続 →→→→→→→ ⑤継続 →→→→→→→					同上
6週目	①継続 →→→→→→→ ②継続 →→→→→→→ ③，⑤継続 →→→→→→→ ⑥認知症集団レクの企画書提出 →→→→→→				認知症集団レクの実施	同上
7週目	①継続 →→→→→→→ ②継続 →→→→→→→ ③，⑤継続 →→→→→→→ ⑦メインケースのレポート提出					同上
8週目	①継続 →→→→→→→ ②継続 →→→→→→→ ③，⑤継続 →→→→→→→ ⑦継続 → 認知症集団レクのレポート提出				メインケースのレポート完成	同上
9週目	①継続 →→→→→→ ②継続 →→→→→→ メインケースのレジュメ提出		メインケースの発表	メインケースのレポート，レジュメの最終提出 学生評価		休

表22 評価・総合実習の典型的な1日の流れ

時間	内容
8：45～ 9：00	作業療法プログラムの準備
9：00～ 9：20	病棟申し送りに参加
9：20～11：20	担当症例とかかわる／作業療法プログラムに参加
11：20～12：00	記録／担当症例とかかわる
12：00～12：50	休憩
12：50～13：00	作業療法プログラムの準備
13：00～15：00	担当症例とかかわる／作業療法プログラムに参加
15：00～16：30	記録／担当症例とかかわる
16：30～17：00	指導者からのフィードバック

　実習施設は学生にとって守られた環境でありながら，社会人の卵として練習ができる1つの場であるため，社会経験を積む機会としても利用してもらいたいと考えている．レポートなどの課題も大事だが，まずこの基本三原則を身につけておくことが，社会人になる助けとなるのではないかと考え，指導している．

2．客観的評価の重要性

　養成校が実習を受け入れてくれる施設探しに大変な努力をしていることは，周知のことであろう．養成校では，実習施設や担当症例などに失礼のないようにと学生の指導をしているのではないかと想像する．その影響もあってか，実習が始まったばかりの学生から「担当症例から良い反応が返ってこないのは，自分のせいではないか？」，「学生の声かけに笑ってくれたので嬉しかった」という発言を聞くことがある．また，担当症例の小間使いのように動く学生もいる．そのような学生に出会うたびに，観点が少しずれてしまっているように感じる．このような場合には，学生には自分を責めることなく，あるいは自分のせいだと思い込むことなく，自分のかかわりと対象者の反応を客観的に評価することが重要であり，その意味を考えるよう指導している．そうすることで，実習が進み，担当症例のことを冷静かつ客観的に評価できてくると，徐々にこのような表現は少なくなってくる．

3．実習時間への配慮と学生の参加の支援

　当院にはさまざまな世代のOTがいるが，皆，口をそろえて実習学生だった当時は「寝る時間が少なかった」という．実習中はデイリーノート，ケースノート（ケースとのかかわりを事細かに記しておくノート）に加え，徐々に症例報告書などの記録物，提出物に追われてくるため，体調を崩す学生も少なくない．そのため，当院では，スタッフが記録を書く時間には一緒に記録を書いて良いことにしている（**表22**）．メモを整理しておけば，自宅でのノート作りの負担が軽減されると考えたためである．しかし，そのような配慮をしても，自宅でのパソコン操作に手こずると，せっかく与えた時間がもったいなく感じる．学生には，実習前にレポート作成などに必要なパソコンの基本操作を身につけておいて欲しい．

　指導者と学生とでは息詰まるタイミングもあるため，同じ養成校の先輩という立場のOTや，学生と年代の近いOTなどに緩衝剤役を依頼することがある．学生から指導者にはいえない悩みを聞き出してもらったり，悪気はないながら空気が読めていない学生

の発言に対し，人としてどうあるべきかを諭してもらったりする．

　また，経験の浅い指導者と，ある程度経験を積んだ指導者では，学生をみる目に違いがあるように思う．実際に筆者もそうであったが，指導者になりたての頃は，自分の眠れなかった実習の経験や厳しい実習指導を受けた経験などから，「実習とは眠れないもの」「（自身が実習指導を受けたものと同じレベルの）厳しい課題」を当然のように学生に求めていた．しかし，指導者の経験が10年目になる年に自分の実習に対する考え方を変化させたのを覚えている．それは，「学生は実習終了時に，自分の能力に気づき，それを素直に認められるようになると良い」というような考えにである．ここでの能力とは，良いことばかりではなく，むしろ弱点に気づくことが良いとの考え方である．たとえば「自分の考えを文章にするのが苦手」，「記録物に追われるとストレスに感じる」というようなことである．前述したが，実習は社会人としての練習をする場である．学生は指導者のサポートを受けながら自分の弱点に気づき，残りの学生生活でそれに対処していくことで，社会に出たときに強みに変わる可能性がある．

4　学生からの感想・意見

　以下に学生からの感想や意見，それに対する指導者の対応や見解を紹介する．

● **見学実習学生**：作業療法室へ来て何もせず座っている対象者について「何もしなくて良いのですか？」

指導者から：対象者によって違うが，意欲低下があり，作業療法室に来られたこと自体を評価すべき対象者もいる．また，自発性の低い対象者に対し，次のアクションを起こせるのをじっくり待っていることもある．「何もしない」にも意味があることを学生に伝える必要がある．

● **評価実習学生**：「医師から退院はまだ先と判断された対象者に対し，作業療法目標のイメージがわかない」

指導者から：精神科病院における担当症例は長期入院のこともある．また，次の施設の空き待ちで，しばらく入院生活が続くであろう担当症例のこともある．このような担当症例であった場合には，指導者と話し合い，対象者の生活が潤うほうに向け目標を立てるように指導していくが，そのような経験が社会的入院を身近に感じられる良い機会だと捉えている．

● **総合実習学生**：「実習中，担当症例の家族に会えず，情報収集や治療の説明などができなかった」

指導者から：学生評価表の中に「家族と良いかかわりができる」という項目がある養成校もあるため，このような意見が出てきたと思われる．当院では家族との調整を，医師もしくは病棟看護師，PSWに任せている．家族を交えたカンファレンスにも，医師の許可をもらい，学生が参加することも可能であるが，実習期間にタイミングが合うかどうかがわからず，家族とのやり取りができないことも多い．また，身寄りのない対象者もいるため，この場合は「担当症例を取り巻く関係機関はどんなところなのだろうか？」という視点で実習を経験できれば良しとしている．

5　実習指導を経験しての感想・意見

1　精神科作業療法の独特さと学生が感じる困難さ

　精神科作業療法は，他の分野の作業療法と比べると独特かもしれない．たとえば，身体障害領域の作業療法評価ではROMや徒手筋力テスト（MMT）などで数値として表され，人に伝わりやすいのに対して，精神科作業療法評価では数値で測れない項目が多く存在している．当院の精神科作業療法場面評価表は，他院の評価表を参考に独自に作成したものであるが，その内容は「精神障害者社会生活評価尺度（LASMI）[1]」に近い．その中の評価項目にも数値化できないものがあり，その例を示す（**表23**）．これらの数値で測れない評価に学生は混乱し，自分の行った評価に確信がもちづらいようである．

　精神科作業療法評価とは，自分の中の常識的思考と対象者の言動とを照らし合わせ，ズレがあった場合に，その原因を考えていくことだと考えている（**図33**）．常識人であれというつもりはなく，常識的思考がわかっていれば良いのである．多くの対象者や他職種などと接していると，「自分の常識的思考は正しいのか？」と不安に思うときがある．そのようなときには「常識的思考はどっちだろう？」とOT間で確認することもある．筆者自身，常識的思考とユニークな発想を兼ね備えたOTを目指している．

2　学生受け入れのメリットと実習指導の喜び

　臨床現場において学生を受け入れることは苦労も多い．最大の苦労は，通常の業務をそのまま遂行しながら，そこに学生指導が加わるため，時間にゆとりがなくなることである．また，学生にとって指導者とは，初めて出会う，第一線で活躍しているOTであり，そのカラーによって影響を受けやすいように思う．指導者は，鏡のように真似され

表23　数値で測れない評価項目

自主性
工程・結果の理解
起きた問題への対処
集団活動での協調性
集団活動での基本的配慮
身だしなみへの配慮
マナー

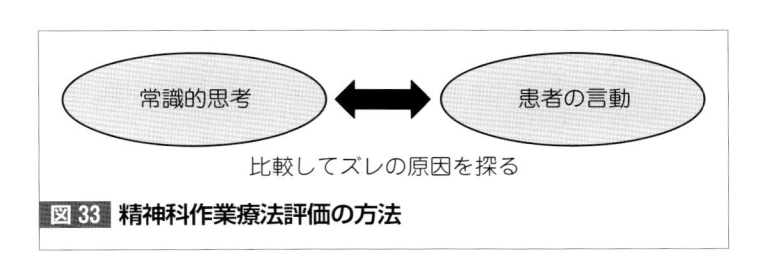

常識的思考 ⇔ 患者の言動
比較してズレの原因を探る

図33　精神科作業療法評価の方法

> **表24 学生受け入れによるメリット**
> ① 学生にみられるため,良い緊張感が出る
> ② 学生に質問されるため,現場スタッフも陰で勉強し,同時に知識が広がる
> ③ 学生がいることで治療環境の雰囲気が変わり,それを治療に有効活用できる
> ④ 養成校で教えている旬な理論(考え方)を学生から聞ける

ても仕方がない立場であり,責任が重大である.

しかし,表24のようにメリットも多いと考える.

当院のOTに仕事の楽しさについて聞くと,「何がきっかけで対象者の言動が変化するのかわからないが,良い面や個性を引き出せるスイッチ(きっかけ)をみつけたときがおもしろい」と話す.たとえば,無為・自閉で何も話さない対象者に花の話題を出したところ,対象者が話し始める.このときのスイッチは花の話題であったが,対象者によってスイッチとなるものは,人物であったり環境であったり声のトーンであったりと,十人十色である.スイッチを発見しようとすると自然と対象者へのかかわりも増えていく.学生はここまで考えられないだろうが,対象者の障害だけでなく人間性まで興味をもってみてもらいたいと思う.

最後に,個人的な感情になってしまうが,精神科作業療法のおもしろさが学生に伝わったときに嬉しい気持ちになる.ある意味,これが達成感を感じられるときであり,指導者のやりがいを感じられるときである.

文 献

1) 石井良和,京極 真,長雄眞一郎,編:精神障害領域の作業療法.クリニカル作業療法シリーズ,中央法規出版,2010

5 発達障害領域

1 施設の概要

1．**施設名**：心身障害児総合医療療育センター
2．**施設種別**：医療型障害児入所施設・療養介護施設
3．**職員数**：約300名（リハスタッフ；医師18名，看護師103名，理学療法士18名，作業療法士15名，言語聴覚士7名，医療ソーシャルワーカー4名，保育士37名，栄養士2名，調理師7名，社会福祉士8名，薬剤師3名）
4．**施設の特徴**

　当センターは心身に障害をもった子どもたちのための総合的な医療療育相談機関で，社会福祉法人日本肢体不自由児協会が厚生労働省の委託を受けて運営している（**図34**）．

　整肢療護園は，主に手足の不自由な子どもたちのための施設で，リハ・治療（手術を含む），看護，生活指導を行っている．肢体不自由児施設には，手術後入院病棟，擁護性の高い児童のための入院病棟，母子入院による集中リハ病棟がある．また，入院児童のための幼児保育，学校が併設されている．

　むらさき愛育園は，心身ともに重度の障害をもった人たちのための施設で，保護とと

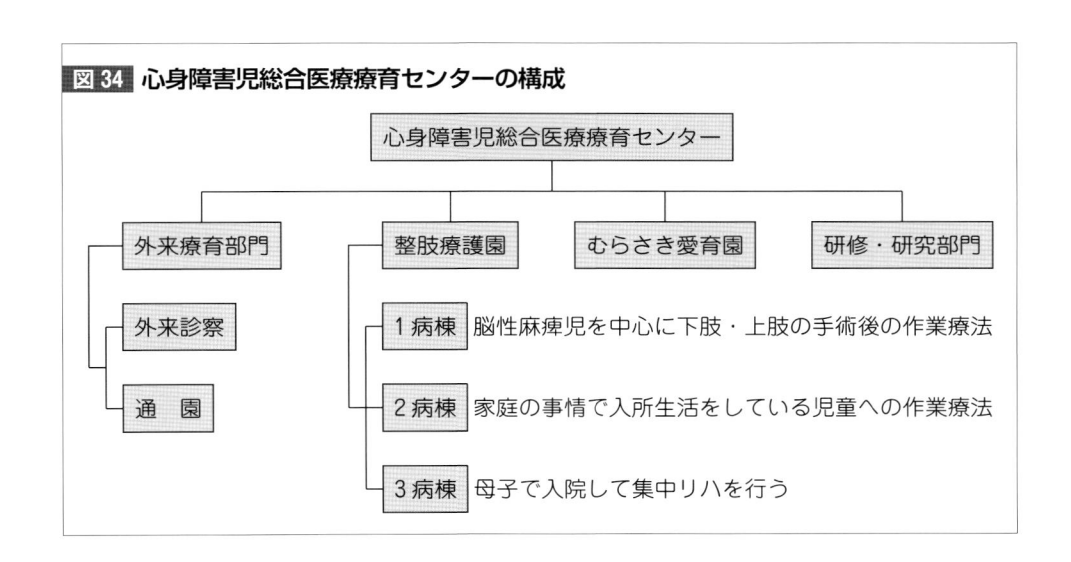

図34 心身障害児総合医療療育センターの構成

```
              心身障害児総合医療療育センター
        ┌──────────┬──────────┬──────────┐
     外来療育部門   整肢療護園   むらさき愛育園   研修・研究部門
     ┌──┤
     外来診察      1病棟　脳性麻痺児を中心に下肢・上肢の手術後の作業療法
     │
     通　園        2病棟　家庭の事情で入所生活をしている児童への作業療法

                   3病棟　母子で入院して集中リハを行う
```

もに，治療および生活指導を行っている．

外来療育部門は，広く各地の保健所・医療機関とも提携し，各種障害の早期からの診断・治療や療育指導を行う．多様な病気や障害の診療のために，整形外科，小児（神経）科の他に泌尿器科，歯科，眼科，耳鼻咽喉科などの外来診察を行っている．通園指導部門も設けられている．

研修・研究部門は，全国の肢体不自由児施設やその他の心身障害児施設などに勤務する種々の職員を主な対象として講習会を開いている．

当センターのOTは，整肢療護園，むらさき愛育園，外来療育部門のすべてにかかわっている．

2　実習指導実績

平成24年度の受け入れ実績は，次のとおりである．
(1) 見学実習：1日は2校（1回に2名），1週間は4校（1回に2，3名）の合計6校．
(2) 評価実習：2〜4週間を5校（1回に1，2名）．
(3) 総合実習：7〜8週間を6校（各校1名）．1日の見学実習は理学療法見学も行う．

3　実習スケジュールと指導上の工夫

❶ 典型的なスケジュール（表25〜27）

総合実習では，2週目以降は特に記載していないが，学生が担当する対象児（担当症例）の評価・治療などの特別なスケジュール以外は，空き時限を作業療法見学や指導者のコメント，昼休み，記録などに当てる．

表25　見学実習の典型的なスケジュール

		1時限	2時限	3時限	4時限	5時限	6時限	7時限	8時限	9時限	10時限	11時限
1週目	月	オリエンテーション（ビデオ視聴と説明）			記録	昼休み	作業療法見学				記録	コメント
	火	作業療法見学			記録	食事指導の見学	作業療法見学		記録	コメント	症例検討会の参加	
	水	作業療法見学			記録	昼休み	作業療法見学				記録	コメント
	木	作業療法見学			記録	昼休み	作業療法見学			記録	コメント	掃除
	金	作業療法見学		合同活動の参加		昼休み	記録	装具発注場面の見学			記録	コメント

表26 評価実習の典型的なスケジュール

		1時限	2時限	3時限	4時限	5時限	6時限	7時限	8時限	9時限	10時限	11時限
1週目	月	オリエンテーション			記録	昼休み	作業療法見学				記録	コメント
	火	作業療法見学		担当症例評価	記録	昼休み	作業療法見学		記録	コメント	症例検討会の参加	
	水	作業療法見学			記録	昼休み	病棟グループワークの参加		情報収集と記録		コメント	
	木	作業療法見学			記録	昼休み	作業療法見学			記録	コメント	掃除
	金	作業療法見学		合同活動の参加		昼休み	記録	担当症例評価	作業療法見学		記録	コメント
2〜4週目	月		担当症例評価		記録	昼休み	作業療法見学				記録	コメント
	火	作業療法見学			記録	担当症例食事指導	昼休み	作業療法見学			症例検討会の参加	
	水	評価のまとめ提出とコメント		作業療法見学	記録	昼休み	作業療法見学				記録	コメント
	木	作業療法見学			記録	昼休み	作業療法見学					掃除
	金	作業療法見学		合同活動の参加		昼休み	記録	担当症例評価	作業療法見学			学生評価

❷ 実習指導上の工夫

　当センターの実習では，肢体不自由児，重症心身障害児，発達障害児など，多様なニーズに対する作業療法サービスを学ぶ．基礎的な知識は養成校で学び，それを実際の場で活用する．知識だけでなく，対象児や職員などとの適切なコミュニケーション，実習に対する積極的な態度を重要視している．

1．各実習の共通事項

1）施設の大まかな把握のためのオリエンテーション

　施設見学などのオリエンテーション（40分程度）を初日に行う．ビデオによる施設の紹介，説明，作業療法のかかわる領域についての病棟ごとの説明，事務的な説明を行う．その後，施設を一通り見学する．説明者による違いがないよう，説明マニュアルを作成して内容が統一できるようにしている．

2）学生数

　見学実習と評価実習では，2，3名の学生を同時に受け入れることで，学生の緊張感を減らす．

3）幅広い疾患と年齢に対する作業療法場面を見学

　対象児を担当し，評価・指導の体験をするだけでなく，幅広い疾患と年齢に対する対象児を見学できるよう，作業療法見学のための時間を多くとっている．また，多くの指導者の作業療法場面を見学するようにし，見学する指導者が偏らないようにしている．見学時間は学生の能力に応じて増減している．

　通常の作業療法見学だけでなく，症例検討会，合同活動（重症心身障害児，肢体不自

表27 総合実習の典型的なスケジュール

		1時限	2時限	3時限	4時限	5時限	6時限	7時限	8時限	9時限	10時限	11時限	17:15〜
1週目	月	オリエンテーション(ビデオ視聴と説明)			記録	昼休み	情報収集	作業療法見学			記録	コメント	
	火	作業療法見学	ケース評価		記録	昼休み	作業療法見学				記録	症例検討会の参加	コメント
	水	作業療法見学			記録	昼休み	作業療法見学				記録	コメント	
	木	作業療法見学			記録	昼休み	作業療法見学				記録	掃除	コメント
	金	作業療法見学	合同活動の参加		昼休み	記録	ケース評価	作業療法見学			記録	コメント	
2週目	月		ケース評価					病棟見学					
	火					ケース食事指導					症例検討会の参加		
	水							病棟活動の参加			記録			
	木							初回診察(発達障害児中心)の見学			掃除		
	金		評価まとめ提出	合同活動の参加			記録	ケース評価	装具発注場面の見学					
3〜6週目	火		理学療法見学	ケース治療		ケース食事指導						中間評価		
	水		学校見学				玩具の作製						
	木							他部門からの情報収集						
	金	玩具の作製	合同活動の参加			ケース治療							
6〜7週目	水		活動分析発表										
7〜8週目	水		ケース発表										
	金			合同活動の参加		記録						最終評価	

由児に対する), 装具作製の見学を加えている. 総合実習の学生のみ, さらに発達障害への初回作業療法の評価・指導場面, 食事を主なニーズとしている対象児, IT機器指導を見学し, 感覚統合療法理論, 摂食指導, IT機器指導に関する講義を受ける.

また, 見学した後に指導者からのチェックができるように, なるべく指導者と直接に話をして, 作業療法の目的や疑問点などを聴取してもらうようにする. さらに, それをもとに記載したデイリーノートを指導者からチェックしてもらう. このことで, 時間内に話すことが難しいという問題を解決するようにしている.

4) 他部門の見学

症例報告書に必要な部門の情報収集の機会を作る. 併設された特別支援学校における授業場面, 幼児保育場面, 理学療法場面の見学と, ST, 心理士, 看護師, 保育士との情報交換が可能である.

表28 実習課題

担当症例		見学実習	評価実習	総合実習
メインケース	人数	なし	1名	1名
	疾患		脳性麻痺が中心	
	回数		2, 3/週	
	部門		入院	
サブケース	人数	なし	なし	2名
	疾患			発達障害を含む
	回数			1, 2/月
	部門			外来・入院
作業療法見学		○	○	○
活動分析		なし	なし	○
症例発表		なし	提出のみ	○
デイリーノート		提出		

5）学生への質問や指導時間の確保

指導者の空き時間に合わせて設定するが，1，2日に1時限を設定する．学生の帰りが遅くならないよう，指導の時間は約1時間以内とする．見学実習と評価実習では，指導者からのフィードバックは1日40分程度を時間内に確保するようにする．

6）担当症例の状態像の把握

担当症例をなるべく入院児にし，実習頻度を多くするようにしている．頻度は，通常の頻度（週2，3回）とすることで施設側の負担を少なくしている．担当症例の状態像の把握が難しい場合には，必要に応じて病棟見学やビデオ撮影などを合わせて行う．

7）課題の内容と量の工夫

どの実習においてもデイリーノートを記載して提出させる．日々経験した体験と感想を記載してもらい，指導者がチェックする．各実習の課題を**表28**に示す．

2．実習別課題の工夫

1）見学実習

評価実習，総合実習と異なり，大まかに見学し，理解してもらうことにしている．ただし，学生には見学した指導者に必ず質問をし，作業療法の目的などについて聴取してもらう．さらに，デイリーノートに観察事項を記録し，指導者のチェックを受ける．

2）評価実習

担当症例は，入院児1名で，週2，3回の頻度で評価を実施する．評価方法は，観察によるものに加えてフロスティック視知覚テスト，ROM測定，各種の発達テストを行い，対象児の発達段階をつかむ．主要な評価方法を学べるよう，担当症例で体験できない評価内容は，他の対象児で体験できるようにする．

3）総合実習

　課題は，メインケース1名の症例報告書とサブケース2名の作業療法評価・指導のまとめの提出，活動分析，他に作業療法見学，デイリーノートの提出である．学生の能力に応じて指導者の援助量を調整する．基本的に指導者が援助しながら評価・指導する方針で，学生を評価する．

　見学・担当症例の記録やレポートなどのために時間を多く費やすことのないよう，まとめ方に対するフィードバックは細かすぎないようにしている．実際に作業療法場面を見学することや対象児にかかわることなどは，臨床の場でしか体験できないので，記録などのために多くの時間を費やすことがないようにするためである．

(1) 担当症例：メインケースは，基本的に入院児1名とし，週2，3回の実習を行い，症例報告書としてまとめる．外来の対象児がメインケースとなる場合には，週1回の頻度で通院できる対象児とする．摂食指導は必要に応じて行う．サブケースは2名とし，メインケース以外の疾患を担当できるようにし，可能なら発達障害児1名を担当できるようにする．実習中に月2，3回程度の頻度で見学をし，目標，評価，プログラムなどを一定の書式に従い，レポート1枚にまとめさせる．

(2) 活動分析と症例発表：40分を設定し，OT 6，7人の前で発表する．活動分析は，玩具を作製し，対象児への活用も含めて分析する．症例発表はビデオを使って臨床像を解説しながら行う．発表は約25分，質問は約15分を目安としている．可能なら評価のまとめ，目標とその問題点，プログラムのみをレジュメ（A4で2枚）で準備してもらう．

4　学生と指導者からの感想・意見と課題

1　オリエンテーション

　学生は大まかに内容を理解できている．しかし，説明しても実習中の行動の仕方や時間の使い方などがわかりにくい学生や，一度に多くの情報が入ってしまい理解できていない学生などもいる．オリエンテーションでは伝えきれない部分はあるので，徐々に伝えていく必要がある．

2　担当症例数・課題の設定

　「課題は適切な量だった」という感想が多かった．学生に合わせて見学の量を調整することで，ほとんどの学生が課題をこなすことができている．学生によっては，「担当症例1名でもまとめるのは大変であった」，「関連したことを調べるための時間がなかった」，「担当症例3名の見学で充実していた」など，意見がさまざまであった．

　担当症例の評価・治療の回数については，自分で評価できるようになるため，「もっと多いほうが良い」との意見があったが，指導者がより多くの時間を割くことになるので，現実的に難しい．回数を補うために，担当症例の生活を見学する場を提供する方法がある．これにより状態像の理解が進むが，病棟に学生が入るには，学生への監視が十分で

きないという問題があるため，病棟側の援助が必要になる．そのため，病棟側の理解や学生の能力などを考慮して決めることになる．

見学については，さまざまな疾患と年齢の対象児を計画していたが，学生によっては時間を使うことが難しく対象児が偏る傾向があった．また，「見学が多くなると記録が大変になった」という感想もあり，観察内容の記載に時間がかかる学生もいた．

合同活動の参加は，週1回を設定した．施設側にとっては，学生が参加することで物の準備などを手伝ってもらえる面もあるため，定期的に設定した．学生からは「十分な回数であった」との感想があった．

総合実習で行う玩具の作製では，「作る楽しさもあり良かった」という感想があった．アイデアが浮かびにくい学生にとっては大変な課題であるが，創造性を養うためには良い課題といえる．

サブケース2名を設定したが，「メインケースに重点を置くために，サブケースのまとめが後回しになりやすかった」という意見があった．しかし，多くの対象児について学ぶためには，1名だけでは偏りやすい．また，発達障害児への作業療法のニーズが増加傾向にあるため，何らかの課題でまとめる機会をつくる必要がある．しかし，症例報告としてまとめるには実習側の準備が整っていない現状があるので，サブケースとして学んでもらう方法が良い．

❸ 指導は適切にできたか

指導の時間を確保したことで学生との話し合いの場をもつことができたが，初めて学生指導を経験した指導者にとっては悩むことも多かった．しかし，先輩の指導者に相談できる体制をとっていたため，疑問は比較的解決できた．

❹ 質問を指導者にすること

基本的には，指導者に空き時間がない限り，勤務時間内で学生指導を行うことは難しいため，勤務時間外で指導の時間をとっていた．学生が指導者に質問を積極的にするかどうかは，学生によりさまざまであり，質問が出にくい学生の場合には指導の時間を確保することが必要であった．見学に対する指導者からのフィードバックは，勤務時間内に学生が質問する時間を確保できない場合もあったが，学生が見学内容を記録したノートをチェックすることで補えた．

❺ 学生が学べたこと・良かったこと

- 発達領域でOTがどのようなことをするか学べた．特に小さな変化しか出せない重度の障害をもつ子どもの見方を学べた．
- 生活の視点：擁護性のある子どもたちの病棟での生活を知ることで，自己肯定感，生活の視点を学べた．
- 活動を手段として用いる意味がわかった．玩具の作製と活動分析が役立った．
- 臨床の重要性：養成校では学べないことが多くあった．
- 人との交流：実習中に親しくなれた子どもや保護者などがたくさんいて，廊下などで挨拶してもらえたり，良い関係を作る体験ができた．

- 1人1人に合わせた作業療法の大切さ：障害からみるのではなく，1人1人をみて行うことの大切さがわかった．
- 子どもとの接し方や観察のポイントがわかった．
- 感覚系の遊びの発達を学べた．障害が重度な子どもの作業療法にとって感覚系の理解は重要であった．
- 身体に対する知識や動かし方が難しい．
- 仮説を立てて検証し，プログラムの変更を行うという流れで対象児をみていくことが大切であることを学んだ．
- 実習前の準備の必要性：実習前に準備をしておけばもっと学べたという意見があった．学生に実習前に準備することとして指示したのは，脳性麻痺の本などを読んでおくこと位であった．しかし，これからは，学生に実習中の課題をあらかじめ伝えておくことでゆとりをもって実習ができる．

⑥ 学びたかったが，できなかったこと

- 深く学ぶこと：もう少し深く調べたかったが，時間がなかった．
- 重度の対象児の評価方法：評価は観察が主であったが，標準化された検査をしたかった（特に重度の障害がある人の場合には，評価が難しいので）．
- 家族に話を聞くこと：同意書がなかったので，すぐには実行できなかった．

⑦ 一部の学生に不足していた点

- 文章にしてまとめる力：みたことを言葉にして説明すること，特に観察の視点がわからなかったこともあり，何から書いていったら良いかわからなかった．また，理論的に順序だてて記載するのが難しく，考えていることを文章化しにくかった．
- 説明を理解する力：1回説明しても理解できない学生がいた．指導者がレポートをみて学生が良く理解していないことがわかった．
- 実習前の準備不足：準備することがわからなかったので，そのまま実習に入ってしまい，わからないまま実習が始まった．
- コミュニケーション能力：会話ができない子どもや応答がない子どもとコミュニケーションをとることが難しかった．対象児への評価や検査について，相手が理解しやすいように説明することが難しかった．
- 基礎的な学力の不足：臨床で知識をどう生かすかがわかりにくかった（知識を臨床で使うのはある程度の経験が必要でもある）．
- 考える力：いわれたことが理解できても，それ以上自分から考えることが少なかった．「テストをしましょう」といっても，何をどういう手順でしたら良いかわからなかった（たとえば，ROMを測定するといってもゴニオメーターを用意していないなど）．
- 言葉の使い方：見方が偏りすぎて，何でも「統合」という言葉を使いすぎていた．
- 積極性の不足：学びたいことが出てこなかった．発達障害の子どもに会ったことがなかったため，取りかかりにくいと身構えてしまい，見学する機会を提供しても積極性が少なくなりがちであった．
- 体調管理が難しい：頻繁に病気で休んでしまったり，風邪をひいたときに病院に行か

なかったりするなど，健康管理に努力しなかった．
- 知識と臨床を結びつける力：知識が優勢になって子どもの身体をうまく動かせなかった．繰り返し伝えてもわかりにくかった．観察できるが，細かなところにだけ気づき，重要なところに気づかなかった．
- 自己の活用：声の大きさのコントロール，体の使い方，抱っこの仕方が難しかった．
- 問題解決能力の不足：担当症例の問題を解決するときに，すぐに答えを求めてしまった．時間を提供したが難しかった．
- 常識的な対応の難しさ

 注意をきかない：指摘をしても使えない玩具を作製しようとし，指示を受け入れなかった．
 子どもや指導者などの状況を理解し行動できない：「礼状の返信を書いてほしい」，「医師と話をさせてほしい」など，指導者が忙しい合間で指導をしていることをわかっているはずであるが，予想もしないことを要求してきた．
 担当症例に物をあげてしまう：使わない玩具が家にあるといって担当児にあげた学生がいた．
 曖昧なところでは行動できない：作業療法では玩具，机，その他の物を頻繁に使うため，物の片づけが頻繁に必要であるが，いつ片づけるのか，はっきりしないときに行動できなかった．
 姿勢が悪い：横座りをして手を床に着かないと姿勢を保てない学生，見学実習のときにあぐらをかいていた学生，説明しているときに頬杖をつく学生などがいた．
 身なりや態度が不適切：髪がぼさぼさで服がだらしない学生，説明をしても居眠りをしていた学生がいた．
 連絡をとれない：障害のある子どもに会ったことがなく，実際にみてショックを受け，そのまま帰った学生がいた．帰るときには一切誰にもいわず，一緒に来た学生にも伝えていなかったため，本人と連絡がとれず，養成校に電話をして夕方になってどこにいるかがわかった．急にいなくなることで周囲の人にどの位の心配や迷惑などをかけるかがわかっていなかった．

8 実習先への要望

- もっと実習生を活用してほしかった：実習生に玩具などを片づけてもらうことや，一緒に作業療法に参加してもらうことがあり，学生に要求しすぎると思っていたが，積極的に声をかけるほうが良かった．
- 実際に一緒にかかわる体験：とかく見学だけに終わってしまうが，ストレッチを一緒にするなど，対象児の体に触れる体験が良かったと語る学生も多かったので，みるだけでなく体験できることが大切である．
- 対象児の状態像を把握できるための工夫：担当症例については，実際にかかわる回数が限られているので，ビデオの併用や病棟見学などを適時取り入れていた．しかし，指導者間での情報が統一できていないので，うまく活用できていなかった．
- 実習への要望を早めに聞く：標準化された検査方法を広く知りたかった学生がいたが，時間が合わなかったために体験させられなかったことがあった．したがって，実習中に知りたいことがあるか早めに聞いて予定を入れられると良かった．

❾ 休養や睡眠

記録のための時間をとっていたので，それほど睡眠が不足することはなかったが，レポートをまとめるのに時間がかかる学生や見学の担当症例が多い学生などでは，睡眠が不足しがちとなっていた．

5 実習指導を経験しての感想・意見

❶ 実習と学生，養成校への意見

- 学生を担当することで自分自身の対象児への取り組みを振り返ることができる良さがある．しかし，実習への職員の負担も大きいので，職員の負担をできるだけ少なくした中でできるだけ引き受けるようにしている．
- 担当症例の疾患を本で知っていても，状態像を実際にみていないために良くわからない様子であり，1，2年の実習でも発達領域の見学やビデオによる臨床像の把握などができると良い．
- 学校による違い：症例報告のまとめ方や学生の知識などが異なるため指導しにくく，説明しにくいため，統一できていると良い．たとえば，感覚統合療法の知識がない学生がいたので，学生の知識習得の基準があると良い．
- 評価が主観的になりやすいので，もう少し客観的で具体的な評価項目がほしい．

❷ 職員側の工夫

職員の負担には，時間的な問題と，うまく指導できないという質的な問題がある．時間的な工夫としては，職員の事情に合わせて対象児を担当する体制をとっている．実習中は，勤務時間外で指導することが多くなるため，職員の家庭状況に合わせて対象児の担当を決めている．たとえば，育児に忙しい時期には総合実習の学生を受け持たないようにする，サブケースの担当にする，見学実習を担当するなどである．

実習指導の質的な工夫としては，①実習マニュアルの作成と，②複数指導体制がある．大まかな実習方法をマニュアル化することで，たとえばオリエンテーションではマニュアルをもとに説明するので，職員による差を少なくできる．また，フィードバックのための時間のとり方，課題の量も統一できるので，指導時間を取りすぎることによる学生と指導者の負担を減らせる．

複数指導体制は，学生の評価が偏らないように，総合実習では経験年数の多い指導者と少ない指導者で，サブケースとメインケースで組むようにしている．また，経験が少ない指導者には，さらに指導者を置くようにし，実習前に学生が担当する予定の対象児を指導者にみてもらい，適時相談できる体制を作っている．評価実習では，複数の指導者が担当するようにしている．

学生と指導者の意見を聞くことで，学生と指導者にとって負担のない良い実習を行うことができるので，振り返る機会を作れると良い．

6 高齢期障害領域

1 施設の概要

1．施設名：医療法人社団 仁和会 介護老人保健施設 みそのぴあ
2．施設種別：介護老人保健施設
3．職員数：総数68名（医師1名，看護師12名，理学療法士3名，作業療法士4名，介護福祉士38名，栄養士1名，ケアマネジャー1名，支援相談員2名，事務員3名，保清係3名）
4．施設の特色
　当施設は平成9年に開設され，リハスタッフは当初OT 1名，PT 0.3名（併設病院のPTによる非常勤の勤務）であったが，訪問リハの拡充とともに増員されてきている．利用者の定数は入所100名，通所30名，訪問20名である．
5．その他の特徴
　併設病院（PT 4名を配属）には介護療養病棟があり，経管栄養や安静臥床などの対象者は併設病院へ移行することが多い．そのため，当施設は経口摂取が可能で，車椅子で過ごす比較的元気な利用者が多い．入所者の平均介護度は3.4である．
　平成17年から訪問リハを開始した．順次，訪問地域を拡大し，月間延べ件数は最高200件まで増え，新潟市西区の地域リハに大いに貢献していたが，平成24年度介護報酬改定によって，新規利用者を増やせず，月間延べ件数は半減している．
　当施設では集団訓練を週3回取り入れており，学生には必ず見学・体験を経て，企画・実行をしてもらっている．

2 実習指導実績

　平成24年度の受け入れ実績は次のとおりである．
(1) 見学実習：1，2名（1週間）．単発的に依頼に応えている．
(2) 評価実習：2名（2週間），1名（3週間）．単発的な要望にも応えている．
(3) 総合実習：過去には，単発も含め，毎年数名受け入れてきたが，平成24年度の依頼はなかった．

3　実習スケジュールと指導上の工夫

❶ 典型的なスケジュール（表29〜31）

❷ 実習指導上の工夫

1．実習導入期に心がけていること

　通常は，実習の前に電話で学生とのやりとりがあるが，経験のある指導者なら，このときに学生の精神的緊張の度合いや陥りやすい問題および性格的なものなども，ある程度予測できるはずである．電話では，指導者も値踏みされているので，丁寧に応じる必要がある．無用な心配を増すような受け答えは慎むほうが良い．

　実習初日のオリエンテーションでは，この実習で何を学びたいのか，どんな不安があるのかを，ずばり聞く必要がある．そして，書類を確認し，大まかな注意事項（通勤手段・欠席と遅刻の連絡・持ち物・指導者の学生に対する方針など）を伝えたら十分である．筆者は20分程度で終わらせているが，学生の精神的緊張が高い場合などには，世間話（たとえば，出身地や家族などの話）をしたり，書きこみノート（図35）を読ませたりする工夫をしている．

　この書きこみノートは，当施設でのユニークな試みであり，過去に実習した先輩学生からの励ましやアドバイスなどが満載されている．すなわち，ペンションなどでみかける書きこみノートの「みそのぴあ版」である．この書きこみノートを実習初期に読むことを勧めている．実習終了時には，実習の感想や後輩へのアドバイスなどを書きこみノートに記入するようにお願いしている．

　実習期間が重なる場合には，先に来た学生が他の養成校の学生に対してオリエンテーションをしたり（指導者の業務の補完），協力して課題をこなすこと（集団訓練の計画を立てたり，実際のレクリーダーの役割を果たしたり，レクに使う歌詞幕を作ったりすること）で，チームワークを向上させるノウハウも実際に学ぶことができる．

　また，週に2回ある作業活動の時間（図36）には，学生もスタッフも利用者を中心に楽しく会話することができるので，学生もリラックスして過ごすことができる．こういう貴重な時間を挟むことによって，学生の無用な精神的緊張を取り除き，息抜きをする術を身につけさせる．

2．介護体験の実施

　介護施設で頻繁に行われる集団処遇（利用者集団を流れ作業的にケアしていくこと）の実際を体験し，施設の実態や介護職員の実情などを把握するため，介護体験（入浴）の時間を設けている．介護体験の際には，入浴介助の介護職員に指導を任せ，邪魔にならない程度で，学生にできる最大限の手伝いを経験してもらうことにしている．学生はTシャツとハーフパンツに着替えるものの，ほとんどの場合には，みているだけで，何も手が出せないのが現状である．そこで，自分が思い描いていた入浴と施設での入浴の違いにカルチャーショックを受けるようである．この介護体験を通して，学生自身が「できるADL」と「しているADL」の乖離に気づき，介護職との協力や連携の重要性に関心

表29 見学実習の典型的なスケジュール

	午　前	午　後
○月○日	オリエンテーション・施設案内 個別リハ見学	個別リハ見学 作業療法見学
○月○日	デイケア見学 入浴介助見学	すこやかクラブ見学（14：30～） 個別リハ見学
○月○日	個別リハ見学 集団リハ見学（11：30～）3階	個別リハ見学 リハ勉強会（16：45～）3階
○月○日	訪問リハ見学	作業療法見学 個別リハ見学
○月○日	個別リハ見学 集団リハ見学（11：30～）1階	個別リハ見学 提出物の確認・評価

※会議などに参加可能なときには，予定を変更します．

★わからないことや質問などがあったら，積極的に聞きましょう!!
★実施したいこと，興味のあることがあったら教えてください!!　できる範囲で協力します．
★利用者様とコミュニケーションを取るなど，学校では学ぶことのできない有意義な実習にしてください．

欠席・遅刻する場合には，早めに連絡してください．
TEL：025-267-××××

表30 評価実習（2週間）の典型的なスケジュール

		月	火	水	木	金
1週目	午前	オリエンテーション	介護体験 集団訓練（1階）	介護体験 訪問リハ見学 （9：50～11：40） 集団訓練（2階）	介護体験	集団訓練（1階）
	午後	作業活動	すこやかクラブ見学 デイケア会議	勉強会 （16：45～）	作業活動 訪問リハ見学 （14：30～）	デイケア見学
		月（祝日）	火	水	木	金
2週目	午前		集団訓練（1階）	集団訓練（2階）		集団訓練（1階）
	午後		すこやかクラブ見学	勉強会 （16：45～）	作業活動 症例発表 （17：00～）	最終評価 提出物確認

※介護体験は着替えて浴室に9：30集合．

表31 総合実習の典型的なスケジュール

		午　前	午　後
1週目	月	オリエンテーション	お茶クラブ見学
	火	介護体験	すこやかクラブ見学
	水	ディケア見学	園芸クラブ見学　　勉強会
	木	介護体験	
	金	介護体験	書道クラブ見学　　☆担当症例の決定
2週目	月	☆担当症例の評価開始	作業活動
	火		すこやかクラブ見学
	水		勉強会
	木		作業活動
	金		器楽クラブ見学
3週目	月		作業活動
	火		すこやかクラブ見学
	水		☆勉強会の担当
	木	☆集団訓練の担当開始	作業活動
	金	訪問リハ見学	書道クラブ見学
4週目	月	担当症例の訓練開始	お茶クラブ見学，作業活動
	火		すこやかクラブ見学
	水		☆症例発表
	木		作業活動
	金		器楽クラブ見学　　☆中間評価
5週目	月		作業活動
	火		すこやかクラブ見学
	水	施設行事の外出活動	勉強会
	木		作業活動
	金		
6週目	月		作業活動，お茶クラブ見学
	火		すこやかクラブ見学
	水		近隣小学校交流会　　勉強会
	木		作業活動
	金		
7週目	月		作業活動
	火		すこやかクラブ見学
	水		勉強会
	木	☆症例報告書の提出	作業活動
	金		
8週目	月		作業活動
	火		すこやかクラブ見学
	水		勉強会
	木		作業活動
	金	☆最終症例報告	☆最終評価

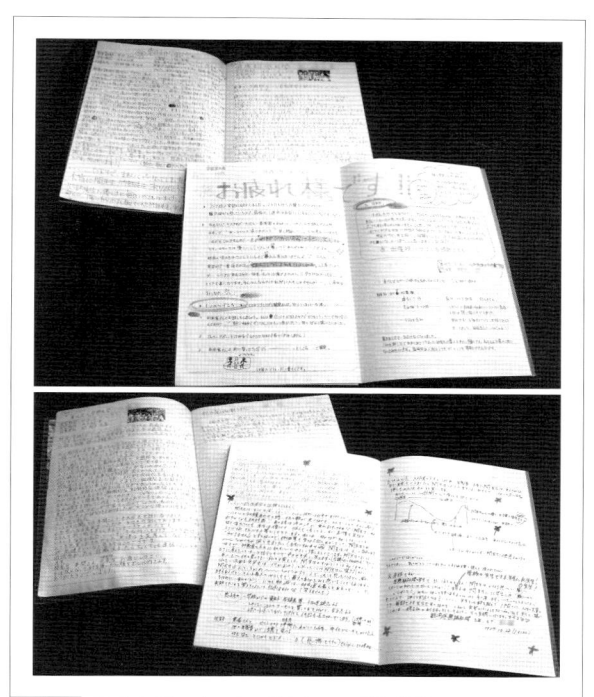

図35 書きこみノート「みそのぴあ版」

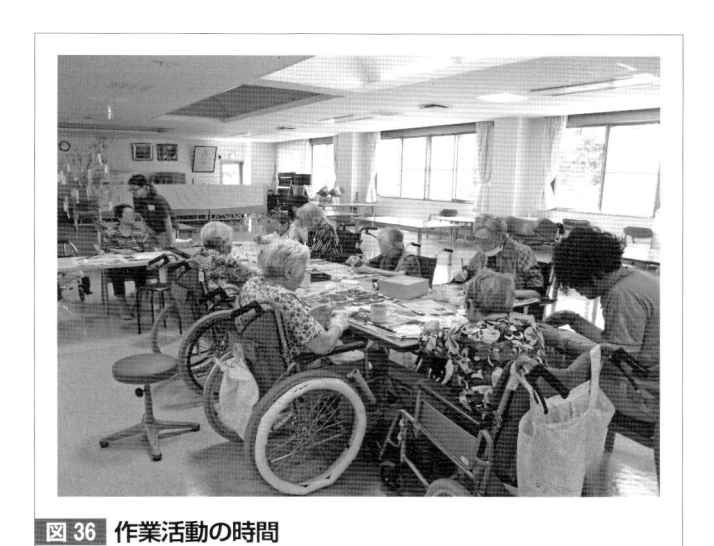

図36 作業活動の時間

第6章 高齢期障害領域

を向けることができれば，介護体験はかなりの成果を上げたことになる．

3．集団訓練への参加

　当施設の特徴の1つである集団訓練では，学生に時間と場所を伝え，確実に参加を促す．2週間の実習であれば，6回の参加が可能であるため，5回目か6回目には，学生がリーダーとなって実際の集団訓練の責任をもち，遂行できるように指導している．学生同士で準備に2, 3日をかけ，レクの内容を考え，歌を選び，役割を確認し，記録用紙（**表32**）に計画を記入させて提出させる．計画に不備があれば指摘し，助言を与える．集団訓練の終了後，学生同士で話し合って反省や感想などを記録用紙に記入し，再提出させる．指導者も，全体の進行に対して助言する．

4．デイケアおよび訪問リハの見学

　デイケアの見学では，学生に利用者の送迎に必ず同行してもらい，地域リハの実際を経験させるように心がけている．実際の指導は，デイケアのスタッフに任せているが，学生の態度や言葉づかいなどに問題がある場合には，速やかに指導者まで連絡してもらい，すぐに注意するようにしている．デイケアでは，特に接遇の問題が重要視されるからであり，社会性の乏しい学生にとっては貴重な体験であろう．デイケアの見学時，学生の何気ない態度や言動でも，利用者への対応として相応しくない場合には，理由を説明し，注意することがその後の実習にも役立つのである．医療はサービス業であることを肝に銘じさせなければならない．

　訪問リハ（**図37**）では，学生の同行を受け入れてもらえる場合と困難な場合があるため，他のリハスタッフの利用者であっても前もって同行をお願いし，実習中に必ず1回は経験してもらうように配慮している．学生の健康チェックにも注意し，訪問先に迷惑がかからないように気を配る．このように，訪問リハは準備にエネルギーが必要だが，学生に与えるインパクトが大きく，地域リハのおもしろさを実感させることができる優れた体験である．大多数の学生は，訪問が予想以上に興味深かったと感想を述べている．

　その他，小集団での外出や近隣の小学校との交流，介護スタッフの企画運営によるクラブ活動（器楽・調理・生け花・書道など）にもできるだけ参加してもらい，当施設の自由で楽しい充実した生活を味わってもらうように配慮している．

5．担当症例の決定

　実際に，訓練場面をいくつか見学し，当施設の1日の流れが把握できた頃，学生が担当する利用者（担当症例）の候補者を複数提示し，学生自身に担当症例を選択させるように心がけている．実際，担当症例の候補者の選定はかなり困難である．学生が認知症の利用者を担当したいと希望しても，重症すぎて学生には手に負えなかったり，典型的な片麻痺の利用者を担当したいと希望しても，人気があって学生に担当されることに飽きていたりする場合もある．したがって，指導者の担当利用者に良い候補者がいない場合には，他のリハスタッフがケース指導者としてかかわることを前提に選定する．

　担当症例の候補者については，口頭で紹介し，学生がカルテをみたり，本人と会話を交わしたりした後で，学生に選択してもらう．学生自身に選択させることで，より主体的な関係を期待できるし，その後の展開に責任を感じてもらえることが多い．いずれにしても，学生自身に決定権を与えることで，少しでも能動的・積極的な行動を増やしたいという狙いがある．

表32 レクリエーション記録

実施年月日	
実施場所	
実施者（主・副）	
レク種目	
レク用品・道具	
レクの主な目的	
反省事項 問題点	

【陣形】

(　年　　月　　日　　記録者：　　　　)

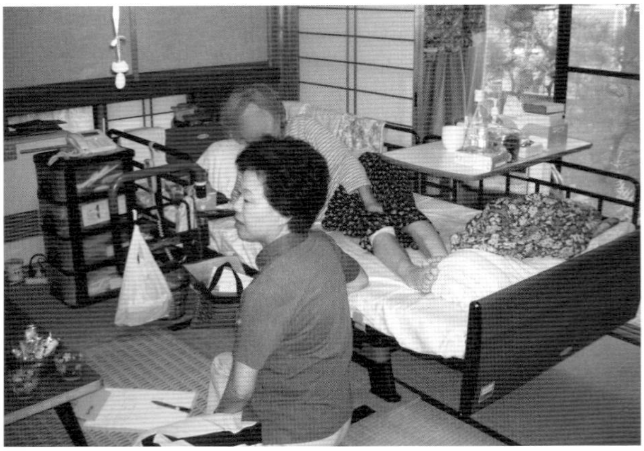

図37 訪問リハ

6．空き時間の活用

　担当症例の評価・訓練以外の時間は，他のリハスタッフの訓練場面の見学，介護職員の行うレク，施設行事，病棟での観察や他利用者との交流などに主体的に参加し，指導者以外のスタッフや利用者および家族などから学ぶ時間を多く取り入れるように工夫している．指導者に対して上手く質問できない場合でも，他のスタッフに対してはのびのびと話せる場合もあるだろうし，指導者が仲立ちしなくても，1人で他職種からの情報収集ができる学生もいる．また，利用者と自然に話せない学生に対しては，指導者の経験を伝えたり，場数を踏むうちに，自然な笑顔が浮かぶように指導していく．最も効果的なものは，指導者の学生の頃の失敗談を語ることである．

7．学生の課題

　学生に与える課題は，症例発表や勉強会での論文抄読，そして複数の学生での集団訓練の企画や実行などである．

　担当症例に関しては，病院の職員も含めたリハスタッフの勉強会で，ICFに基づく症例発表を行い，各スタッフから質問を受ける（**表33**）．

　総合実習の場合には，これに加えて論文の抄読を課題として実施してもらう．

　症例報告書は，提出期限が迫ると，学生の意識が報告書の作成に集中してしまうため，早めに取り組ませ，少しずつ修正させる．実習の成果＝症例報告書の作成と考える学生が多いので，指導により文章を直し，図（イラスト）・写真や添付資料を充実させ，できるだけスリムでわかりやすいものに仕上げるコツを教えている．

8．学生の生活管理

　休憩時間と退社時間はきちんと伝え，無用な長居をさせずに，早く自宅に帰すことを心がけている．明日の予定を確認し，準備をするよう促せば，実習施設での長居は禁物である．その点，当施設はリハスタッフのスタッフルームも学生用の小部屋も利用者の食堂と同じ3階にあるため，夕食の邪魔になるという理由で必然的に早く帰るような条件が揃っている．

表33 ICFによる生活機能の構造図

基本情報	健康状態と生活機能 (Health condition and functioning)		本人の疾病・障害に対する認識
	現状	目標 主な目標： 当面の目標： リハの対応：	
			本人などの希望する生活
			本人： 家族：
作成日：			

心身機能・構造 (Body functions and structures)		活動（Activities）		参加 (Participation)	
Positive	Negative	Positive	Negative	Positive	Negative

環境因子（Environmental factors）		個人因子（Personal factors）
Positive	Negative	

学生には，睡眠不足にならぬよう注意を与え，食事をどうしているかなど，生活実態の把握も重要である．自宅から家族の援助を得て生活している場合には問題ないが，1人で見知らぬ土地でワンルームマンションなどを借りて生活する場合には，近隣のスーパーやコインランドリーの場所などを教えたりする．食事や睡眠などのパターンが不規則になると体調を崩したり，実習が継続できなくなったりする場合もある．さらに，パソコンやプリンターの故障などにも比較的頻繁に遭遇するので，そういった不測の事態の場合には，速やかに指導者に相談して欲しいと伝えることが重要である．まさに，学生の生活障害を見抜き，賢明な対処の方法を助言できるかどうかが指導者の腕の見せ所である．

9．学生指導のポイント

　基本的に，実習という教育方法の効果は，実習地で臨床活動に触れさせ，学生の行動を能動的に変容させることである．すなわち，実習の前後で学生の行動が変わったかどうかが重要だと考えて良い．授業では，受け身でじっと静かに聞く態度や記憶力に左右されるテスト勉強などが要求されるが，実習場面では，積極的に動き，タイミングをみて指導者に質問し，利用者の話に耳を傾け，利用者に触れて学んでいく行動そのものが評価される．受け身であれば，貴重な時間はあっという間に過ぎてしまうことに学生が気づけば，態度も言葉も時には表情まで変わるのである．

　そのために有効なのが，指導者の治療場面を見学させることである．一見したところでは，何の変哲もないような訓練場面の中に，効果を意識した声かけや視線および表情，ハンドリングなどにプロの技をみせることができるか，もしくは学生の興味を引く楽しい時間を演出できれば，学生の行動は間違いなく変容する．

　その際に注意すべきことは，学生が質問しやすい雰囲気を醸し出し，質問がなければ，そのまま少し待つ位の余裕をもつことである．経験が浅い指導者は，これでもかと学生を質問攻めにし，無力感や劣等感などを誘い，実習の負のスパイラルを形成しがちである．学生の態度と言動を観察し，最も答えやすい質問を1つする程度で十分である．たとえば，筆者が学生に対してよく使う質問は，利用者の年齢を当てさせることである．

　もし，指導者の治療場面に同席したときの学生の反応が乏しいなら，あえて質問をせず，そのまま観察を続けさせて良い．多くの場合には，メモを取るなどしているので，立ったまま上から利用者を覗き込むようなことがないように注意する程度で良い．

　たとえば，脳血管障害の利用者の訓練場面で，学校の授業で聞いたことのある半側空間無視の現象を初めて間近でみている場合には，学生は現実に圧倒され，質問する余裕を失っているかもしれない．びっくりして混乱しているかもしれない．その体験こそが，実習の存在意義そのものなのである．圧倒的な体験の連続が「臨床の知」を誘発し，学生に化学反応を引き起こしているかもしれないのである．その際，指導者に要求されることは，学生への質問ではなく，事象の的確な説明である．まさに，プロの目からみた説明が，学生の体験を通して，知識として染み込んでいくという実習の醍醐味がそこに存在している．教科書の活字からの記憶ではなく，学生の五感を通して覚えた知識は，より強力である．

4　学生からの感想・意見

　前述したように，学生には実習終了時に，後輩のために実習の感想やアドバイスなどを書きこみノートに記載してもらっている．この書きこみノートは，平成13年から開始し，現在73名の感想・意見などが記載されている（一部，PT学生の意見も含む）．指導者にも，学生の後輩にも，役立つ感想や意見が山盛りである．

　次にその一部を紹介する．なお，「単独」や「他学生1名」などとは同時期に実習していた学生数を示す．

1　2週間の評価実習

- 外出に参加したとき，車椅子のブレーキをかけずに介護職員から注意され落ち込んだ．（地元・単独）．
- 極度の緊張から，毎日泣いてばかりで申し訳なかった．この次の総合実習では，泣かないように頑張りたい．今後，もっと勉強したい．作業の時間はワイワイ話しながら楽しめた．（地元・他学生1名）．
- 実習では，指導者にいろいろ指摘されて，迷惑をかけたが，毎日展開されるスタッフのコント空間と真面目な訓練室とのギャップに笑いつつ楽しめた．昼休みの学生の部屋のテンションの高さは忘れられない．一緒になった学生に感謝している．（地元・補習・他学生2名）．
- 実習地の情報がなく心配だったが，ユニークな先輩やおもしろいOTがいると聞いてからは，少し安心した．明るい職場だと思う．自分自身の人間性を変えて目上の人の意見を吸収したい．（他県・他学生2名）．
- 短い期間に，訓練場面の見学，入浴の介護体験，デイケアの見学，訪問リハの見学，栄養士からの講義など，盛りだくさんな経験を積むことができた．（他県・他学生4名）．

2　3週間の評価実習

- とても短く感じた．実習前日は緊張して眠れなかった．レクの進行や作業活動，訪問などいろいろ経験できた．学校ではできない貴重な経験だった．1日の時間の使い方も，その内容もかなり自由なので，学生の取り組み方次第では充実した実習になると思う．（他県・単独）．
- 1週目は，多くの利用者の名前を覚えた．2週目は，担当症例が風邪をひいて何もできなかった．3週目は，検査を3日で終えた．担当症例に感謝している．（他県・単独）．
- 電話で指導者と初めて話したとき，呼び捨てにされて何か怖かった．でも，初日からリラックスできた．後輩へ：わからないことは何でも聞くべき．心配せずに，落ち込まずに．（他県・他学生1名）．
- 通勤バスの中で寝過ごしてしまい，朝から施設まで本気で走った．いい思い出である．後輩へ：実習はわからないことをわかろうとすることが大切である．そのひたむきな姿勢が重要で，指導者は敵ではない．せっかくの実習なので，頑張って何か1つでも目標をもってやってみて！（他県・他学生2名）．

第6章　高齢期障害領域

3　8週間の総合実習

- 毎朝7：15に家を出て，1時間のバス通勤だった．やっと慣れたが，大変だった．実習前に電話で，指導者にどんな疾患の対象者がいるか尋ねたら，「そんなの，みればわかる」と軽くいわれ，少々驚いたが，反論できなかった．（地元・他学生1名）．
- トマトの栽培をしたが，最後に収穫が間に合わず，心残りである．トマトのことは宜しくお願いします．（他県・他学生1名）．
- 指導者に「学生時代の自分とそっくりだ．自分のキャパシティを超えないように」といわれて，助かった．この言葉がなければ，もっと悲惨だったかもしれない．（他県・他学生1名）．
- 1週目ですぐ参ったが，陽気な指導者に助けられて復活した．この施設の実習で大事なことは，元気に楽しく，明るく利用者と接することだと思う．いろいろな施設へ行かせてもらえたし，多くの経験を積んだのは有難かった．（他県・他学生1名）．
- 勉強だけでなく，人との付き合い方も学べた．後輩へ：自分のペースを作ろう（指導者は指示をせず，放し飼い状態なので，ぼんやりしていると時間だけが過ぎ去っていく）．暇な時間は，利用者とかかわろう（癒しの場であり，人生相談までできる）．（他県・他学生1名）．
- 施設の時間の流れと人の多さに最後まで慣れないまま終わった．指導者は，気づくとどこかに行ってしまう．質問するときには遠慮無用である．もっと，施設のスタッフの手伝いをすべきだったかもしれない．（他県・他学生1名）．
- 中だるみに注意する．遅刻を1回，忘れ物を2，3回した．症例報告書が完成せず最終日にパソコンを持参した．（他県・他学生1名）．
- とても緊張して実習地に来た．指導者に「白衣がしわになってるよ」と注意されたときには，正直帰りたくなった（笑）．2か月で自分自身が大きく変われたか不安であるが，OTとしての大切な何かを学べたように思う．（他県・他学生3名）．

5　実習指導を経験しての感想・意見

1　実習受け入れの理由とメリット

　実習を受け入れている理由は，さまざまであるが，第1に職場の活性化が図れるというメリットがある．学生が顔をみせると聞いただけで，職場の机の上が整理され，朝から仕事へのモードが醸成され，職場内に緊張感がみなぎる．施設という「場」は，外に向かって開かれていなければ，閉鎖的でマンネリズムに陥りやすいという欠点をもっている．学生は外の風を運ぶ重要な役割を担っており，臨床活動の質の向上に役立つ．

　次に，実習はスタッフへの教育的効果を生み出す．若く経験の浅いスタッフにとって，学生への指導は，自分の臨床活動を見つめ直し，自分の治療的実践を言葉で説明するという，かなりスリリングな体験を与えてくれる．すなわち，一方で学生に教えながら，同時に指導者もまた，考え込み，悩み，育っていくという相乗効果が期待できる．

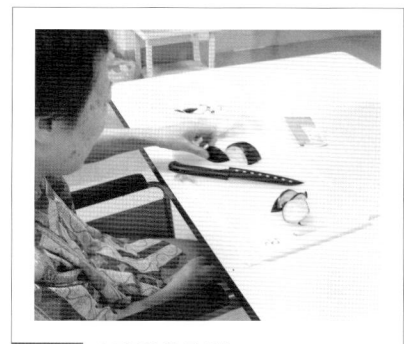

図38 家事動作訓練

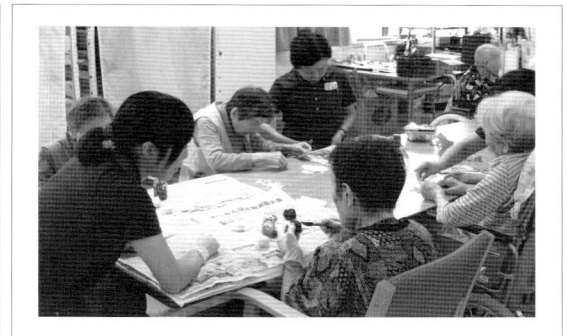

図39 共同制作

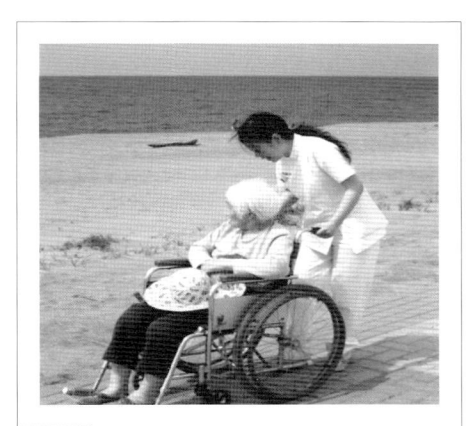

図40 浜辺の散歩

　また，学生の参加によるマンパワーの一時的な充足は，家事動作訓練（図38）や共同制作（図39）および屋外活動などの普段できないプログラムやリスクの高い作業活動（2人で介助しながらの立位作業や，外出など）への積極的な取り組みを容易にしてくれる．実習では，日常の臨床で実現できない作業活動でも，利用者の希望に沿ってやってみることができる．図40は海がみたいという利用者の希望をかなえるべく，学生と指導者で施設の近隣の浜辺を散歩しているところである．施設の車は，スタッフが運転し，学生が添乗して実現した．
　また，最新の検査バッテリーや評価方法および新しい論文などの情報も，学生を受け入れることによって必然的にもたらされる．学生から学ぶことは多い．
　これらのメリットを考えれば，実習によって多少の時間的制約を受けることは致し方ないように思えるのである．

❷ 実習受け入れに関して

　介護報酬改定がある年度の4月に始まる実習は，依頼を断ることが多い．その理由は，実習に協力できる時間やエネルギーなどが不足しがちだからである．

また，介護施設の場合には，感染症に対しては，非常に神経を使っていることを強調したい．ひとたび，インフルエンザやノロウイルスなどの感染症が集団発生すれば，入院による退所者の続出，デイケアや訪問リハなどの他のサービスの中断，ボランティアへの協力の辞退，家族面会の禁止，そればかりか，リハ部門の訓練すらできず，実習も継続困難となる．

実際に，過去には，当施設においても感染症の発生によって実習ができなくなり，急遽，他施設での実習に切り替えてもらったことがある．したがって，学生の健康管理は実習上の大変に重要な課題であり，その重要性が養成校の教員と学生に的確に伝わっているか，甚だ疑問である．もし，感染症の発生が学生に起因したなら，その後の学生の受け入れに大きな影響を与えると思われる．したがって，実習前の健康診断，インフルエンザワクチンの接種，ツベルクリン反応などは，受け入れ施設にとっては無視できない重要事項であることを理解してほしい．

学生は，できるだけ複数を同時に受け入れることにしている．1名の指導者が同時に2名の学生を受けもてるので（ケース指導者は別），3名の指導者で同時に3校5名の学生を受け入れたこともある．学生は1名では萎縮しやすいが，複数では安心し，競争原理により，1名の場合よりもまじめに多く学ぶのである．また，他の養成校の学生と交流することで多くの情報が入手しやすくなり，多角的な考え方を見聞きでき，自分の欠点や長所および立ち位置などがわかるというメリットもある．

また，地元の養成校を優先して受け入れている．もし，遠隔地の養成校からの学生が問題を起こした場合には，教員の対応が遅れる可能性が高いからである．

どの養成校の学生を受け入れるかに関しては，教員との人間関係も重要で，当施設の実情を理解し，指導者の欠点を受け止め，実習について遠慮なく相談できる関係が望ましい．したがって，実習を引き受ける際には，施設の実情や実習に対する忌憚のない意見を伝えたうえで，契約をするようにしている．

7 地域リハビリテーション領域

1　施設の概要

1．**施設名**：公益財団法人 大原記念倉敷中央医療機構 倉敷中央訪問看護ステーション
2．**施設種別**：訪問看護ステーション
3．**職員数**：総数30名（看護師19名，理学療法士5名，作業療法士4名，事務員2名）
4．**施設の特色**

　当ステーションは，高度先進医療を提供している地域の基幹病院に併設しているため，神経難病やターミナル，ストーマや胃瘻，気管切開，人工呼吸器装着など，医療依存度の高い利用者が多い．そのため，状態が安定しない利用者も多く，細かいリスク管理の下でのサービス提供が必要とされる．当ステーションでは看護師とセラピスト（PT・OT）が協働しており，リスク管理はもちろん，その日の利用者の様子や家族の状況などに至るまで，細部にわたる情報共有や連携がしやすく，看護・リハの視点からトータルに利用者の生活をサポートしている．また，基幹病院の機能・役割により，広範囲から利用者が集まるため，結果として訪問範囲が広い．なお，一般的に「訪問リハ」という用語は，指定訪問リハステーションや病院・老人保健施設などからのリハを指し，訪問看護ステーションからのリハとは区別している．以下では便宜上，訪問看護ステーションによるリハも含めて「訪問リハ」と表記する．

5．**その他の特徴**

　実習開始時のオリエンテーションおよび実際の利用者の見学を通して，当ステーションのリハが目指しているのは，すべての利用者の「その人らしい」生活の再建や生活の質の向上であること，またリハ評価では「医療モデル」だけでなく，「その人らしさ」を追求する「生活モデル」の視点（生活歴や家族評価など）が必要かつ重要であることを説明している．

　各養成校が提示している実習の到達目標を参考に，当ステーションでの到達目標を設定している（**表34～36**）．それを学生に提示し，当ステーションでの学習内容を具体的にしている．また，学生自身がそれを自己評価することで，自己認識を促すとともに，指導者がその後の指導内容を修正するための指標としている．

　また，「生活モデル」の視点が獲得しやすいよう，吉良[1]が提示している「生活モデル系スキル」を参考に「見学実習経験項目表」（**表37**）を作成している．この中には，「生

表34 見学実習の到達目標と自己チェック表

実習の目的：地域における OT の態度や果たす役割などを理解し，一連の訪問作業療法業務を学ぶ

到達目標：①当ステーションの概要と訪問リハ部門の特徴がわかる
　　　　　②訪問リハ部門の業務内容が把握できる
　　　　　③地域での訪問リハの役割がわかる
　　　　　④利用者の生活の実際とその個別性がわかる
　　　　　⑤多職種連携の必要性がわかる

学生氏名：＿＿＿＿＿＿＿＿＿＿＿＿

学習項目	自己チェック
1．オリエンテーションを通して当ステーションの概要がわかる	
①当ステーションの特徴や役割などがわかる	5・4・3・2・1
②訪問リハの利用者の内訳がわかる（疾患や介護度など）	5・4・3・2・1
③1日・1週間・1か月の業務の流れがわかる	5・4・3・2・1
④訪問リハが PT・OT・ST を含んだサービスであることがわかる	5・4・3・2・1
⑤当ステーションの訪問リハ部門が取り組んでいる内容がわかる	5・4・3・2・1
⑥生活段階による維持期の区分と区分ごとのリハ目標・内容の違いがわかる	5・4・3・2・1
⑦介護保険サービスの内容がおおむねわかる（福祉用具や住宅改修など）	5・4・3・2・1
2．指導者に同行する中で訪問リハの業務の実際がわかる	
①利用者とその家族のニーズを知ることができる	5・4・3・2・1
②主介護者などの家族関係が把握できる	5・4・3・2・1
③利用者の生活史が把握できる	5・4・3・2・1
④利用者の1日の流れや活動量がわかる	5・4・3・2・1
⑤利用者ごとの ADL・IADL の方法の違いがわかる	5・4・3・2・1
⑥福祉用具が ADL・IADL にどう生かされているかがわかる	5・4・3・2・1
⑦住宅改修が ADL・IADL にどう生かされているかがわかる	5・4・3・2・1
⑧利用者ごとの住宅環境の違いがわかる	
⑨利用者を通して参加の活動に取り組む意義がわかる	5・4・3・2・1
⑩他職種を含めた担当者会議などへの参加により，多職種連携の実際と訪問リハの役割がわかる	5・4・3・2・1
⑪訪問リハ以外の在宅サービスの種類とその内容を知ることができる（訪問看護，ヘルパー，ケアマネ，福祉用具業者など）	5・4・3・2・1
⑫在宅における OT と PT の視点の違いがわかる	5・4・3・2・1

5：指導がなくても十分にできる
4：指導があればできる
3：指導があっても不十分である
2：多くの指導を要する
1：全くできない

表35 評価実習の到達目標と自己チェック表

実習の目的：担当症例の状態に応じた評価から治療計画立案までの一連の流れを学び，地域における訪問作業療法士の役割を学ぶ

到達目標：①当ステーションの概要と訪問リハ部門の特徴がわかる
②訪問リハ部門の業務内容が把握できる
③利用者の状態に応じた評価の仕方がわかる
④訪問作業療法計画立案を行ううえで，利用者の生活を把握することの重要性がわかる
⑤社会資源としての各種サービスとその内容がわかる
⑥多職種連携の必要性がわかる

学生氏名：＿＿＿＿＿＿＿＿＿＿

学習項目	自己チェック
1．オリエンテーションを通して当ステーションの概要がわかる	
①当ステーションの特徴や役割などがわかる	5・4・3・2・1
②訪問リハの利用者の内訳がわかる（疾患や介護度など）	5・4・3・2・1
③1日・1週間・1か月の業務の流れがわかる	5・4・3・2・1
④訪問リハがPT・OT・STを含んだサービスであることがわかる	5・4・3・2・1
⑤当ステーションの訪問リハ部門が取り組んでいる内容と今後の課題がわかる	5・4・3・2・1
⑥生活段階による維持期の区分と区分ごとのリハ目標・内容の違いがわかる	5・4・3・2・1
⑦介護保険サービスの内容がわかる（福祉用具や住宅改修など）	5・4・3・2・1
2．指導者に同行する中で訪問リハの業務の実際がわかる	
①利用者とその家族のニーズ評価ができる	5・4・3・2・1
②主介護者やキーパーソンなどの家族関係が把握でき，その必要性がわかる	5・4・3・2・1
③利用者の生活史の把握とその必要性がわかる	5・4・3・2・1
④利用者の1日の流れや活動量が把握でき，その必要性がわかる	5・4・3・2・1
⑤利用者ごとのADL・IADLの方法の違いとその理由がわかる	5・4・3・2・1
⑥利用者ごとの福祉用具の選定理由がわかる	5・4・3・2・1
⑦利用者ごとの住宅改修の必要性の有無とその理由がわかる	5・4・3・2・1
⑧利用者を通して参加の活動に取り組む意義がわかる	5・4・3・2・1
⑨他職種を含めた担当者会議などへの参加により，訪問リハの役割，連携の重要性や必要性などがわかる	5・4・3・2・1
⑩訪問リハ以外の在宅サービスの種類とその内容を知ることができる（訪問看護，ヘルパー，ケアマネ，福祉用具業者など）	5・4・3・2・1
⑪在宅におけるOTとPTの視点の違いがわかる	5・4・3・2・1
⑫医療モデルと生活モデルの違いがわかる	5・4・3・2・1

5：指導がなくても十分にできる
4：指導があればできる
3：指導があっても不十分である
2：多くの指導を要する
1：全くできない

表36 地域臨床実習の到達目標と自己チェック表

実習の目的：地域におけるOTの役割を学ぶ

到達目標：①当ステーションの概要と訪問リハ部門の特徴がわかる
　　　　　②利用者にインタビューを適切に行うことができる
　　　　　③利用者に作業療法についての説明をすることができる
　　　　　④利用者とともに作業遂行上の問題を特定することができる
　　　　　⑤作業療法計画立案をすることができる
　　　　　⑥多職種連携の必要性がわかる

学生氏名：＿＿＿＿＿＿＿＿＿＿＿＿

学習項目	自己チェック
1．当ステーションの概要がわかる	5・4・3・2・1
2．訪問リハの役割がわかる	5・4・3・2・1
3．生活段階による維持期の区分がわかる	5・4・3・2・1
4．維持期の区分に沿ったリハ目標・内容がわかる	5・4・3・2・1
5．作業療法の説明が利用者にできる	5・4・3・2・1
6．カナダ作業遂行測定をさまざまな利用者に実施できる	5・4・3・2・1
7．実際の生活場面でのADL・IADLの評価ができる	5・4・3・2・1
8．福祉用具の適合のポイントがわかる	5・4・3・2・1
9．家屋環境と身体・精神機能面の適合のポイントがわかる	5・4・3・2・1
10．家族のニーズが把握できる	5・4・3・2・1
11．家族関係が把握できる	5・4・3・2・1
12．利用者の1日の流れや活動量がわかる	5・4・3・2・1
13．利用者の生活史が把握できる	5・4・3・2・1
14．多職種連携の必要性がわかる	5・4・3・2・1
15．訪問リハにおけるOTとPTの違いがわかる	5・4・3・2・1
16．医療モデルと生活モデルの違いがわかる	5・4・3・2・1

5：指導がなくても十分にできる
4：指導があればできる
3：指導があっても不十分である
2：多くの指導を要する
1：全くできない

表37 見学実習経験項目表

学生氏名：_____

経験項目	☑（担当者）
1．オリエンテーション（p24 の図 8 参照）	
2．維持期の区分に沿ったリハ目標の設定やリハ内容の決定の仕方などの説明	
3．多職種との協業場面：訪問リハの役割についての説明	
1）リハカンファレンスへの参加	
2）介護保険サービス担当者会議への参加	
3）退院前カンファレンスへの参加	
4）電話や口頭，文書での情報交換場面の見学とその必要性についての説明	
5）理学療法の見学	
①在宅における OT と PT の視点の違いについての説明	
6）訪問看護の見学	
①訪問における看護師の役割の説明	
②実際のケア場面の見学と助手的なかかわりの体験	
4．実際の生活場面での ADL・IADL 訓練の見学	
5．利用者ごとのリハ目標とプログラム内の作業療法と理学療法を区分した説明	
6．生活モデルの説明	
1）生活モデルに特徴的な評価の説明（生活歴，家族評価など）	
7．実際の生活モデル項目の見学	
1）リハカウンセリング｜傾聴や利用者・家族のニーズ・思いを引き出す意図的なコミュニケーション場面の見学	
2）介護技術伝達｜家族や他職種への介護技術伝達場面の見学とその目的の説明	
3）ケアマネジメント｜利用者が利用している社会資源（通所サービス・ショートステイ・他職種サービスの内容）とそのメリットの説明	
4）福祉用具の適合｜福祉用具の導入までの流れの説明と適合場面の見学（その必要性の説明を含む）	
5）住宅改修の適合｜住宅改修の導入までの流れの説明と適合場面の見学（その必要性の説明を含む）	
6）生活資源（生活意欲）の開拓｜趣味活動などの意味のある作業活動の導入の必要性の説明と実際場面の見学	
7）地域おこし・活性化｜ケアセンター祭り（作品展示と交流場面の機会提供）の説明，ケアマネ交流会の目的の説明，外出支援やその際の調整役割などの説明	
8．訪問リハ部門勉強会への参加	

活モデル」の実践が体験できる場面（例：家族，他職種への介助技術伝達や福祉用具，住宅改修の適合など）と，訪問リハの実習で特徴的と考えられる内容（例：多職種連携でのリハの役割を体験する機会としての介護保険サービス担当者会議，退院時カンファレンス，部署内カンファレンスへの参加，他職種への同行など）を項目化し，もれなく学生が経験できるようにしている．この表は指導者が主にチェックするが，当ステーションでは，1人の利用者に対して複数のセラピストが担当する複数担当制をとっているため，学生は指導者以外のセラピストにも同行することがある．そのため，他のセラピストにとっても，学生にどのような場面を提示すれば良いのかをわかりやすく示す目的もある．

　訪問リハは入院・入所施設と異なり，利用者の"城"ともいえる自宅にセラピストが訪問してサービスを提供する．そのため，利用者とのラポール形成や円滑なサービス提供などのためにはマナーの知識が必要不可欠である．各家庭・地域によってマナーや常識なども異なる場合があるため，基本的なマナーと家庭ごとでの対応の違いについて，その都度学生に説明している．

　また，訪問リハは基本的に1人での訪問となる．前述したように，多くの利用者は医療依存度が高いばかりでなく，高齢かつさまざまな疾患を有する複合障害者でもあるため，状態が容易に変化しやすい．急変時または急変が予測されるときには，その場に居合わせたセラピストが主治医や看護師などに連絡し，状況を報告しなければならない．そのような急変時対応についても，何をどこまでどう行うのか，マニュアルを提示しオリエンテーションで学生に説明している．

2　実習指導実績

　平成20年度から学生実習を開始した．平成24年度までの受け入れ実績は以下のとおりである．
(1) 見学実習：5名（2週間）
(2) 評価実習：4名（6週間）
(3) 地域臨床実習：2名（2週間）

　地域臨床実習とは通所リハ事業所または介護老人保健施設などの地域作業療法サービスの利用者に対して，面接およびそれまでに習得した評価法を実施し，作業療法の知識と技術を統合する実習（『県立広島大学作業療法学科「地域臨床実習」手引き』より引用）である．

3 実習スケジュールと指導上の工夫

❶ 見学実習

1. 典型的なスケジュール（表38）

表38 見学実習の典型的なスケジュール

	月	火	水	木	金	土
1週目	オリエンテーション 施設内関連部署に挨拶回り リハ見学	リハ見学	リハ見学	リハ見学 介護保険サービス担当者会議や退院前カンファレンスなどに参加	リハ見学	図書館見学
2週目	リハ見学	同じ利用者でPTに同行	同じ利用者で訪問看護見学	リハ見学	リハ見学 施設内関連部署に挨拶回り 実習のまとめ	学生移動日

2. 実習指導上の工夫

　訪問リハの業務全般と，それぞれの利用者や家族などがもつ多様な個別性を学生が体験できるよう，なるべく多くの利用者の生活に触れられるようにしている．ここでいう個別性とは，同じ疾患で同じような障害の程度であっても環境面が大きく影響すること，つまり環境によって利用者ができる生活は異なってくるということである｛例：介護者のニーズやマンパワー，家屋環境（福祉用具の利用や住宅改修により安全に生活できるかなど），自宅周囲の環境（散歩しやすい歩道があるか，買い物に行くためのスーパーが近くにあるか，自宅周囲が坂道か平地かなど）｝．そのため，実施するリハの内容にも当然個別性が出てくる．

　その他，訪問リハでは利用者の生活全般がアプローチの対象となるため，訪問時はバイタルサイン測定にとどまらず，食事内容・量，服薬内容・状況，排泄状況，睡眠状況など，訪問リハ前の生活状況をも把握しておく必要がある．また，その生活は一定ではなく容易に変化するため，必要なアプローチもその都度変化する．そのため，利用者の生活を支える多職種とも情報を共有する必要がある．多職種連携の場面を通して，その中での訪問リハの役割を学生が少しでも体験できるような場面の提示と説明を行っている．

　訪問リハは作業療法と理学療法の役割分担が明確でないことが多く，一見してOTとPTが同じようなサービスを提供しているようにみえる場面があるため，指導者が実施

しているアプローチが作業療法にみえずに学生が混乱することがある．そのため，作業療法のイメージが不明確な学生にとっては，理学療法の業務内容をも含んで作業療法と受け取ってしまう可能性がある．そこで，「排痰は PT が行う内容だけど，OT が代行している」，「入浴動作で必要な福祉用具の選定は OT が行う内容だけど，PT が行っている」というように，利用者ごとに訪問リハにおける作業療法と理学療法の業務内容の分担を明確に説明する必要がある．そのためには，指導者自身が普段の臨床を振り返り，作業療法と理学療法とを明確に区分している必要がある．

それに加えて，訪問リハ中には突然の排泄が起こり，オムツ交換やトイレ動作の介助を行うこともある．セラピストは家族を補助する程度ではあるが，学生にしてみればヘルパーの役割も担うのかと混乱しかねない．在宅におけるリハの役割だけでなく，その場の必要に応じて柔軟に対応することも学生に説明する必要がある．

❷ 評価実習

1．典型的なスケジュール（表39）
2．実習指導上の工夫

実習スケジュールは，山口[2]の8週間の実習スケジュールの例を参考に作成し（p 20参照），学生に提示している．

学生が担当する利用者（担当症例）は1名としている．訪問頻度が多く（週2，3回），訪問看護との連携が経験できるよう，できるだけ当ステーションの訪問看護を利用している担当症例を選定している．評価する機会は少ないため，訪問看護師にも同行する形で週3回は評価機会を確保している（看護師に同行の場合には観察のみ）．担当症例以外の評価としては，疾患や生活状況が異なるなどの利用者（寝たきりの利用者から，趣味活動を通して社会参加ができている利用者まで）で補っている．

学生に提供する1回当たりの評価時間は，20～30分としている．担当症例以外の利用者で急なキャンセルが入るなど，その日の訪問スケジュールが変更になれば，評価時間が延長できる場合もあるが，評価実習が6週間と長丁場であるため，担当症例や家族などの負担とならないよう配慮する必要がある．また，実習によって担当症例のリハの時間が削られることがないよう配慮する必要があり，そのために毎回のリハ時間が延長されることになる．担当症例と家族には，その点に関しても事前に了承をとっておく必要がある．

また，訪問リハでの評価は，入院・入所施設と比べると検査器具が少なく，関節可動域測定や MMT，感覚検査，腱反射などの基本的な検査・測定が主となる．ADL・日常生活関連活動（IADL）については，実際の生活場面において評価できるという訪問リハならではの醍醐味があるが，実際の動作の評価となるため，事前に何を観察するのかを学生と明確に確認しておかないと，何もつかめずにその貴重な時間を過ごすことになりかねない．その他，入院・入所経験のない利用者もいるため，検査・測定の評価自体に慣れていない場合もある．そのようなときには，利用者には評価の目的や得られるメリットなどについて，学生とともに指導者からも必ず説明している．

当ステーションで対象とする維持期の利用者は，身体機能面での変化が乏しく，経過が長い利用者が多いため，学生がその利用者のリハの一場面を見学しても，「どんな生活

表39 評価実習の典型的なスケジュール

	月	火	水	木	金	土
1週目	オリエンテーション 挨拶回り 担当症例紹介	リハ見学 評価計画立案―	リハ見学	リハ見学	担当症例のリハ見学・評価実施 →	リハ見学 図書館見学
2週目	担当症例のリハ見学・評価実施	リハ見学 介護保険サービス担当者会議や退院前カンファレンスなどに参加	担当症例の訪問看護見学	リハ見学	担当症例のリハ見学・評価実施	リハ見学
3週目	担当症例のリハ見学・評価実施 初期評価まとめ	リハ見学 初期評価まとめの手直し―	担当症例の訪問看護見学	リハ見学 →	担当症例のリハ見学 初期評価結果の足りない評価を実施	リハ見学
4週目	担当症例のリハ見学・評価実施 リハ目標やプログラムなどの立案―	リハ見学	担当症例の訪問看護見学	リハ見学	担当症例のリハ見学・評価実施	リハ見学 →
5週目	担当症例の治療場面に参加・評価実施 症例報告書作成	リハ見学 症例報告書手直し―	担当症例の訪問看護見学	リハ見学	担当症例の治療場面に参加・評価実施	リハ見学 →
6週目	担当症例の治療場面に参加・評価実施 症例報告書手直し―	病院見学	症例発表 →	リハ見学	学生評価 挨拶回り	学生移動日

が送れる状態になることを目指したアプローチなのか」がわかりにくく，目標設定が困難となりやすい．そこで，当ステーションでは日本訪問リハビリテーション協会（旧・全国訪問リハビリテーション研究会）が提示している「時期別介入の概観」[3]を参考にしている．

時期別介入とは，維持期をその利用者がもつ生活機能の高低によって「生活混乱期」，「生活安定期」，「生活展開期」，「階段状低下期」，「終末期」に分類し，それぞれの時期の特徴に応じてリハ目標やアプローチの内容などを示した枠組みである．当ステーション

ではこれを基に，利用者がどの時期に当てはまるのか，またリハ場面でどの時期への移行を目指したアプローチを展開しているのかを学生に説明している．

当ステーションの利用者は，画像や血液データ，病歴などの医学情報が少ない傾向がある．また，主治医から出される訪問看護指示書は包括的な内容であり，リハに関して具体的な記載は少ない．入院・入所施設での電子カルテのように主治医の診察内容が閲覧できないため，疾患の状態把握が困難な場合が多い．その反面，生活歴や家族のニーズ，家屋や地域環境など，ICFでいう利用者の環境因子や個人因子などに関する情報は多く得られる．「医学モデル」に慣れている学生にとっては，経過が長い維持期の利用者の問題点の抽出やリハアプローチの優先順位などがつけにくい点などが挙げられる．この点に関しては，ICFを用いて膨大な情報を整理していく作業が必要になる．整理作業とともに，この場合はこう考えるといった，指導者の経験に基づく臨床推論を細かく学生に提示する必要がある．

当ステーションでの実習は，毎日同じ利用者に訪問しているわけではないため，評価日の間が空いてしまう．評価結果をまとめながら次の評価が行える時間的な余裕があるといえるが，毎日同じ利用者に評価が行える入院・入所施設などの他の実習先では，当ステーションの実習ペースの経験を汎化させにくい点が挙げられる．そのため，1回の評価機会の効率を上げるために，事前に必ず実施予定の評価法のデモンストレーションを行う．足りない情報を指導者が提供するなど，臨床推論ができるだけ滞りなく進むようにしている．

利用者の多くは，セラピストとの信頼関係ができているため，おおむね学生実習も快く引き受けてくれる．そして，学生が担当して事細かく評価することで，通常のリハ場面では聞かれないような「想い」や，表情などがみられ，担当症例や家族などの新たな一面が垣間みられるチャンスともなり，指導者にとっても新たな気づきを得る機会となることもある．

3 地域臨床実習

1．典型的なスケジュール（表40）
2．実習指導上の工夫

面接と他の評価法も用いて，地域で生活している利用者にとっての重要な作業を把握することを目的としている実習である．利用者本人だけでなく，在宅生活を支える家族へも面接を実施している．利用者が考える重要な作業と，OTが考える利用者にとっての重要な作業の違いにも触れ，訪問リハの対象は利用者と家族であるという体験を促している．

利用者の重要な作業はカナダ作業遂行測定（COPM）を用いて評価するが，指導者自身がその評価法に慣れておく必要がある．また，利用者の中には，具体的な作業を挙げることが難しいときや，その作業の自己認識の数値化が難しいときなど，評価に時間がかかる場合がある．前者の場合で，利用者が具体的な作業を連想しやすいよう，OTが例としていくつかの作業を挙げるときには，OTが考える利用者にとっての必要な作業に利用者を誘導しないよう，また，COPM自体が利用者の負担とならないよう，留意する必要がある．

表40 地域臨床実習の典型的なスケジュール

	月	火	水	木	金	土
1週目	オリエンテーション 挨拶回り 担当症例紹介	担当症例の評価実施 リハ見学	担当症例以外の評価実施 リハ見学	担当症例以外の評価実施 リハ見学	担当症例でPTに同行 介護保険サービス担当者会議や退院前カンファレンスなどに参加	症例報告書提出（中間） 図書館見学
2週目	担当症例以外の評価実施 リハ見学	担当症例の評価実施 リハ見学	訪問看護師に同行	担当症例以外の評価実施 リハ見学	症例報告書提出（最終） 実習のまとめ	学生移動日

　利用者がその作業の自己認識を数値化することで，OT・家族が上手くできていると思っていることでも，利用者本人の認識が低いなど，OT・家族と利用者の認識が異なる場合もある．数値化をすることで，改めて利用者の作業への認識と重要な作業が何であるかをOT・家族が利用者と共有することができ，「今度やってみよう」と家族の協力を得ながら次の展開につながることもある．

　利用者の言葉を通して，作業という言葉がもつ一般的なイメージについて学生が認識を深めるとともに，専門用語をいかに噛み砕いてその利用者が馴染みやすい言葉に換えるか，試行錯誤する機会となる．

　また，在宅であるために家族が横から意見を述べることもあり，学生にとって純粋に担当症例からの聴取が難しい場合には，可能な限り指導者がその家族を引きつけておくなどの工夫が必要なときもある．

　さらに，指導者にとっては面接という設定を改めて行うことで，通常のリハ場面では聴取できなかった利用者の「想い」に触れる機会となり，目標設定やアプローチの内容などを見直す機会ともなる．学生には，COPMを実際の担当症例に実施することを通して，その難しさやおもしろさなどを体験する機会となるとともに，時には急いでCOPMの結果を出すことよりも，COPMがきっかけとなり得られる担当症例や家族などの「想い」に十分に耳を傾けることが，訪問リハでは何よりも重要であることを体験を通して説明している．

4　学生からの感想・意見

- 在宅リハでは複数のスタッフが1人の利用者を担当するということに驚きを感じた．それぞれのセラピストによって，どのように内容や対応などが異なるのかが不明であるため，はっきりとはわからないが，さまざまな視点で利用者をみることができるため，利用者やその生活などを多角的に捉えることができると思った．その反面，信頼関係が築きにくかったり，「誰がしても変わらない」リハしか行えないのかと危惧していたが，情報や目標などを共有しながらも，それぞれのセラピストがそれぞれの対応をしているのではないかと感じた．

    在宅リハに従事してみたいという思いはある．利用者の生活に密着しており，よりOTの専門性を発揮できるのではないかと思う．一方で，広範囲の知識と技術，経験を要すると思う．そのため，ある程度の経験を積んだうえで従事するほうが良いのではないかと思う．

- いろいろな家に訪問させてもらい，利用者だけでなく家族の気持ちも聞くことができた．利用者の周りの環境となる家族の存在はとても大事で，家族の日頃の苦労に耳を傾けたり，どういうふうに利用者のことを考えているのか，家族のニーズも考えることがとても大切だと思った．

- ターミナルの利用者の家にも行かせてもらい，家族の健康が利用者の在宅生活を支えていることを実感した．利用者が家で生活するときには1人ではなく，家族の不安・ストレスも大きいと感じた．中立な立場で互いの橋渡しをすること，利用者・家族両方の精神的サポートをすることが大切だと勉強になった．

- 近年の入院日数の減少により，入院先の病院では必要最低限のリハが限度であり，生活に即した作業療法は行い難い．そのため，もう少し機能回復のための訓練が必要であるにもかかわらず，在宅リハに移行した利用者がいるということを改めて認識した．この場合には，在宅リハにおいても機能の回復・維持に向けた訓練が必要であることを感じた．このことは，実習に来るまでのイメージではあまり湧かなかったため新鮮であった．

- 事細かに利用者に関する情報を交換，共有し，関連職種全体で利用者に必要な社会資源は何か，必要な援助は何かを模索することも肝心であるということを，訪問看護ステーション内における電話での情報交換や職場内での会話などにより感じた．

- 在宅リハは，機能訓練やADL訓練，利用者の希望する作業の練習を自宅で行うというイメージをもっていた．その中でOTは日常生活の中の作業に焦点を当ててかかわり，話を聞き，リハを進めていくというイメージだった．しかし，実際にはOT，PTの区別がなく，OTも筋力トレーニングや歩行訓練などを行い，嚥下に関することまで行っていて驚いた．

- 在宅リハは病院と違い，実際の生活の場で行うため，病院よりも生活に密着してリハが行える．実際に自宅を訪問して観察や指導などを行えるという良い面ばかりを考えていた．しかし，在宅リハは病院と違い，自宅に訪問させてもらうので，その分プライベートに踏み込まないことや，観察評価をする際にも利用者の気持ちを優先させて

行うことなどで，実際にいつもしているのと同じ条件での評価が難しい場合があるという話を聞いて知った．体のことや ADL のことなどに詳しい OT や PT などからすれば「こうしたほうが良い」と思うことでも，やはり利用者の気持ちを考えると難しいことがあり，専門的なことだけを考えていてはいけないと思った．
- 在宅リハの利用者は，外に出て人と交流することが難しい人，そういう機会が少ない人がほとんどで，そのような人たちにとって訪問看護やリハで誰かが自宅に来るということは，外とのつながりや交流など，それ自体が意味のあることだと思った．
- たくさんの利用者の家を訪問し，それぞれの家の生活環境や支援方法などの違いに驚いた．
- 1 名の担当症例をもたせてもらい，長期的にかかわったことで，担当症例の問題点への対応にじっくりと時間をかけて打ち込むことができた．しかし，実習を将来に生かしていくためにも，複数の利用者を担当させてもらうことに挑戦してみても良かったと思う．複数の担当症例をもたない場合であっても，6 週間の期間を有効に活用し，評価の技術を向上させるためにも，自ら経験を積む努力を行うべきだったと反省している．

5 実習指導を経験しての感想・意見

　当ステーションでの実習は，利用者の自宅での様子や家族との関係などを実際に感じられることから，さまざまな作業の積み重ねにより生活が成り立っていること，利用者の重要な作業がわかりやすい．これらは，神経難病の末期や人工呼吸器装着，意識レベルの低下などで，利用者本人からの聴取が困難であっても，家族からの聴取や自宅に飾られているものなどから推測できる．利用者の重要な作業を追求する学生には，実際の生活の場を体験することは，入院・入所施設でのリハが最終的に目指す状態（その人らしい生活）がイメージしやすくなり，病期がそれぞれ異なる実習先でのリハの流れがどこにつながっているのかがイメージしやすくなるのではないかと考える．
　在宅生活は急性期・回復期リハが最終的に目指すゴールではあるが，在宅生活から発症や受傷などの何らかのアクシデントを経て入院・入所生活が始まるともいえる．目の前の利用者が病前にどのような生活を送っていたのかという視点と，在宅生活のイメージがもてることにより，評価や治療などの内容も広がり，利用者自身も在宅復帰後の生活がイメージしやすくなると思われる．
　入院・入所施設で在宅復帰のための準備を行っても，その環境と自宅の環境が異なることで，退院（退所）前にできていたことが自宅ではできなくなる利用者も多い．入院・入所施設側からすると在宅復帰はゴールであるが，利用者にとっては新たな生活のスタートとなる．入院・入所施設から在宅生活へとシームレスに利用者の生活を支えるという視点，移行時どのような点に留意する必要があるのかという体験は，学生にとって非常に重要と考える．
　当ステーションは作業療法と理学療法に専門分化しておらず，訪問作業療法が確立できていないため，学生にとってわかりやすい作業療法の提示が困難である．筆者はその

区分が曖昧であったことを学生への説明を通して改めて認識した．在宅における OT にとって，利用者に行っているリハの内容が理学療法なのか作業療法なのかを区分することは，その利用者へのアプローチの幅を広げることになると思われる．

今後の課題は，訪問リハにおける作業療法を学生にわかりやすく提示するために，訪問作業療法の生活時期に応じたアプローチ内容を具体的に示していくことである．

これまでの実習指導経験を通して，実際の生活の場での実習は，学生にとって非常に有意義と考えられるが，3 週間などの短期間での評価実習は評価機会が十分に確保できないため，現在の実習内容では受け入れが困難である．

入院・入所施設と当ステーションでは，リハ目標や専門性などの違いから実習の到達目標と経験内容が異なってくると思われる．今後，さらに在宅生活志向が強まり，在宅生活を支える専門職の育成が急務であるが，在宅でセラピストとして働くためには，最低限のリスク管理ができるなど，ある程度の経験が要求される．実習も，入院・入所施設で一応の評価や治療などを経験し，学生自身がおぼろでも作業療法のイメージを確立しかけたうえで，総合実習として在宅での実習を位置づけてはどうかと思う．当ステーションのように訪問作業療法が確立していない現場では，理学療法や言語聴覚療法などの必要性にも触れることができる．このような混沌とした現場で，作業療法の専門性とは何か，目の前の利用者に OT として 1 人の人として何ができるのか，真摯に考える機会となるのではないかと思う．

最後に，訪問リハの場で実習指導を経験することはないだろうと高を括っていたら，養成校からの依頼により実習を受け入れることになってしまった．実習を受け入れる準備として，当ステーションで経験できることは何かなどを列挙していくと，訪問リハに必要な能力の整理を行う機会となり，結果としてスタッフ教育のための項目作りにつながった．また，普段何気なく行っているリハを理学療法と作業療法に区分してみることで，OT である自分のリハが理学療法に偏っていることに気づいた．結果として作業療法の視点を取り戻す機会となったことなど，メリットのほうが大きかった．

デメリットあるいは実習上のリスクともいえるが，実習途中で担当症例の状態が悪化して入院となったとき，もともと評価機会が限られているため，他の利用者への変更はしにくいことなどが挙げられる．学生の担当症例は役割意識が働くのか，学生のためにと頑張りをみせてくれる．学生自身もまた，担当症例や家族などの生活を活性化するきっかけともなってくれ，実習は利用者にとってもメリットがあることもわかった．

まだまだ，試行錯誤の実習受け入れとなっている．訪問リハに従事する OT の立場で，学生にとって少しでも有意義な実習が提供できるよう，養成校と連携を取りつつ，努力を重ねていきたい．

文　献

1) 吉良健司：はじめての訪問リハビリテーション．医学書院，2007
2) 山口　昇：作業療法臨床実習マニュアル―指導者と学生のために（第 2 版）．私家版，2004
3) 全国訪問リハビリテーション研究会，編：訪問リハビリテーション実践テキスト．青海社，2009

索引

【あ】
アイデンティティ　47
アカデミックハラスメント（アカハラ）　72
空き時間の活用　156
新しい学力観　46
アスペルガー症候群　63
アルコールハラスメント（アルハラ）　44, 72

【い】
言い換え　45
医学モデル　172
一般病院　107
イブニングリハ　120
意欲　46, 47, 116

【え】
援助　37

【お】
応用学習　8
遅番　120
オリエンテーション　23, 98, 141, 144

【か】
下位行動目標　77
介護体験　150
介護報酬　161
解釈　76
ガイダンス　49
介入　37
外発的意欲　47
回復期施設　119
書きこみノート　150
学習環境の準備　23
学習障害　63
学習目標　9
学生受け入れのメリット　116, 130, 137
学生が受け入れやすい学習方法　11
学生からのアンケート　85
学生からの感想・意見　102, 113, 126, 136, 144, 159, 174
学生指導　11, 53, 158
学生情報の取り扱い　25
学生との面談　18
学生による評価　87
学生の参加の支援　135
学生の精神面でのフォロー　105
学生の特徴　11
学生評価　3, 75, 80
学生評価表　83
学生への意見　148
学生への個別的な対応　126
学生への質問　143
書く能力　64
家事動作訓練　161
家族会の活動　99
課題　53, 110, 111, 143, 144, 156
片麻痺　3, 50
価値観　47
活動分析　59, 143, 144
カナダ作業遂行測定　172
簡易上肢機能検査　102
感覚・感性を介した学習　9
感覚調整の問題　65
観察　77
観察学習　8
患者さま　16
関心　46
関節可動域測定　78
関節リウマチ教育　99
感染　104, 162
観点別評価　46

【き】
聞く能力　64
機能回復へのアプローチ　38
機能訓練　40
技能領域　54, 77, 82
キーパーソン　28
客観試験　77
客観的評価　135
急性期施設　93, 107

【く】
空間認知　65
クリニカルクラークシップ　52
クリニカルラダー　49
クリニカルリーズニング　39, 50

【け】
経過記録　28
経験知　50
形成的評価　76
ケース・カンファレンス　102
ケースノート　135
血圧測定　79
原因の推定　32
見学実習　108, 123, 132, 140, 143, 151, 169
　──経験項目表　163
研究課題　58, 77
健康　29
言語化　51
言語にかかわる認知　64
検査記録　28
検査などの計画立案　28
検査などの実施　29
現代学生の理解　46
減点主義　10

【こ】
合格基準　83
高機能広汎性発達障害　63
講義ノート　81
口述試験　77
高齢期障害領域　149
国際生活機能分類　32, 33, 103
個人的条件　36

索引　177

国家試験　83
コミュニケーションスキル　45
根本策　39

【さ】
再実習　71
最終評価　76, 81, 83, 101
作業活動　150
作業分析　59
作業療法士　7
作業療法室　60, 98
作業療法と理学療法の役割分担　169
作業療法に対する考え方　22
作業療法の魅力　130
作業療法評価法　99
サブケース　111, 133, 143, 144
参加型体験学習　8
残存能力へのアプローチ　38
サンディング　39

【し】
シェイピング　69
時期による分類，学生評価の　75
時期別介入，維持期の　171
自己効力感　47, 49
支持的役割　44
自主的学び　47
自助具　59, 99
施設見学　111
施設条件　13, 36
施設内での事前準備　22
施設内での周知　22
施設の運営方針　36
施設の概要　93, 107, 119, 131, 139, 149, 163
肢体不自由　63
実習　7
実習受け入れの決定　16
実習受け入れのメリット　105, 160
実習受け入れの理由　160
実習開始時の工夫　98
実習開始時の評価　81
実習困難を示す学生への対応　62
実習先への要望　147
実習時間　7, 135
実習指導実績　95, 107, 122, 131, 140, 149, 168
実習指導の喜び　137
実習指導の枠組みの提示　23

実習指導を経験しての感想・意見　104, 116, 130, 137, 148, 160, 175
実習スケジュール　96, 108, 123, 132, 140, 150, 169
　——の作成　18
　——の提示　23
実習導入期に心がけていること　124, 150
実習内容　16
実習の受け入れ　104
実習の基本三原則　133
実習への意見　148
実習前の学生の知識・技術のレベル　16
実習マニュアル　98, 148
実地試験　77
している ADL　150
指導時間の確保　143
指導者　7, 81
指導者会議　18
　——での面談　96
指導者からの感想・意見　144
指導者側の評価　87
指導者間の打ち合わせ　18
指導者自身の評価　87
指導者の振り返り　86
指導者の役割　43, 81
指導上の工夫　96, 108, 123, 132, 140, 150, 169
指導方法　3, 11, 22, 43
自閉　138
自閉症スペクトラム障害　63
シミュレーションテスト　77
集団訓練　154
集団処遇　150
十年ルール　50
集約学習　8
就労活動　99
手段的日常生活活動　28
受動的知　47
情緒面の問題　65
情報収集　27
症例発表　143, 144
症例報告書　11, 55, 110, 156
職業教育　9
職業人としての適性　83
処方箋　27
人事面での予測　16
身体障害領域　93, 107, 119

身体図式　65
診断群分類　94
診療科別新患数割合　94
診療報酬　94
進路変更　71

【す】
睡眠　115, 148, 158
数値で測れない評価項目　137
スーパーバイザー　22
スプリント　99

【せ】
生活管理　156
生活技能訓練　69, 99
生活の質　31
生活モデル　163
成功体験　47
精神科作業療法評価　99, 137
精神科疾患　99
精神科領域　131
精神障害者社会生活評価尺度　137
制約条件　13, 36
セクシャルハラスメント（セクハラ）　72
絶対的評価　47, 76
設定型の問題（点）　31
全体像　35
専門家モデル　44, 47

【そ】
総括的評価　76
想起　76
総合実習　96, 123, 133, 142-144, 152
相互関係の分析　32
相対的評価　76
ソクラテスメソッド　52

【た】
大学病院　93
体験学習　8
対象者　16
対象者側の条件　37
対象者の評価・治療活動　54
代償動作へのアプローチ　38
態度領域　77, 83
対話型教育方法　52
対話形式のページ　13
他職種への対応　126

多職種連携　169
他部門のオリエンテーション　98
他部門の見学　142
段階づけの検討　39
段階的指導方法　52
短期目標　35
担当症例　144
　──数　144
　──の決定　22, 109, 111, 154
　──の状態像の把握　143
　──の治療　111
　──の評価　110, 111

【ち】
地域リハビリテーション領域　163
地域臨床実習　172
チェックリスト　13, 77, 82
知識領域　11, 76, 77, 82
知的障害　63
注意欠陥多動性障害　63
中間評価　76, 81, 82, 101
中期目標　35
長期目標　35
調整的役割　44
治療　37
治療計画の経済性　40
治療計画の質的検討　39
治療計画の妥当性　39
治療計画の難易度　40
治療計画の評価　39
治療計画の量的検討　40
治療計画立案　37
　──時の評価　39
　──時の考慮点　37
治療時間・頻度の決定　39
治療実施　27, 41
　──後の指導　98
　──後の治療計画の評価　40
　──中の指導　100
　──前の指導　100
治療手段の決定　38
治療モデル　37
治療用具　59
治療理論　37

【て】
デイケア　154
定型発達者　68
定性的目標　36

デイリーノート　11, 55, 110, 143
定量的目標　35
できるADL　150
デルトイドエイド　39

【と】
統合学習　8
到達目標　9, 11, 16, 22, 163
　──の設定　80
当面策　38
徒弟制度的伝承　51

【な】
内発的意欲　47
内部障害　63

【に】
日常生活関連活動　28
入院医療費の定額支払い制度　94
認知領域　11, 54, 76, 77

【の】
能動的知　47

【は】
バイザー　22
バイタルサイン　28
発生型の問題（点）　31
発達障害　62, 63
　──傾向のある学生が示しやすい特徴　64
　──者支援法　63
　──とICF　68
　──領域　139
発達凸凹　68
話すためのコミュニケーションスキル　45
話す能力　64
浜辺の散歩　161
早番　120
ハラスメント　72
パワーハラスメント（パワハラ）　44, 72
反射　45

【ひ】
非言語面的な認知　65
評価　27, 30
評価項目　137

評価実習　108, 123, 132, 141, 143, 151, 170
評価者の役割　81
評価のまとめ　29
評価方法　76
表在化　51

【ふ】
不安　43, 96
フィードバック　49, 69, 81, 82
フィッシュボーン法　32
フォローアップ　50
　──テスト　76
不規則勤務への対応　124
複数指導体制　148
複数スーパービジョン　18
プリテスト　76, 81
文献抄読　58, 103
文章化　29

【ほ】
訪問リハ　154, 163
補装具　59

【ま】
マニュアル，急変時対応の　168

【む】
無為　138

【め】
メインケース　143, 144
メンター　47

【も】
モーニングリハ　120
目的による分類，学生評価の　76
目標設定　35, 36
目標の種類　35
モデリング　49, 69
模倣　49, 80, 83
問題解決　76
　──の技能　9
　──のプロセス　9, 50, 54, 83
問題行動　83
　──への対応　84
問題志向型記録　101
問題点　30
問題点整理の手法　33

問題（点）の種類　31
問題点分析の手法　32
問題の決定　29

【ゆ】
優先順位の決定，問題点の　32

【よ】
要求水準　22, 105
養成校との連絡　126
養成校の教員　7
　──による聞き取り　87
養成校への意見　148
養成校への要望　104, 117
予測（予防）型の問題（点）　31
読む能力　64

【り】
理学療法士作業療法士学校養成施設指
　定規則　7
リハビリする　40
リハビリテーション　29, 40
　──，イブニング　120
　──，モーニング　120
臨学共同による臨床教育システム　52
臨床実習　7
　──課題　53
　──指導　13
　──指導者　7
　──終了の手続き　89
　──の受け入れ　13
　──の開始　13
　──教育的意義　7
　──教育的側面　7
　──の終了　89

臨床実践能力習熟度段階制　49
臨床推論　50
臨床の知　158

【る】
ルーブリック　77, 82

【れ】
レクリエーション記録　155
レディネス　25

【ろ】
ロールプレイ　69
論述試験　77

【わ】
「わかった！」という笑顔　130

【数字】
2次元配置法　33
365日リハ　107, 119

【A】
ADL　100, 120, 122, 150
attention deficit hyperactive disorders
　（ADHD）　63
autism spectrum disorders（ASD）
　63

【C】
CC　102
clinical ladder　49

clinical reasoning　39
COPM　172

【D】
DPC　94

【I】
ICF　32, 33, 103, 156, 172
　──，発達障害と　68
instrumental activities of daily living
　（IADL）　28
intervention　37

【L】
LASMI　137
learning disabilities（LD）　63
long term goal（LTG）　35

【M】
mid term goal（MTG）　35

【O】
on the job training（OJT）　52

【Q】
QOL　31

【S】
short term goal（STG）　35
SOAP+I　101
social skills training（SST）　69, 99
STEF　102

作業療法臨床実習マニュアル─指導者と学生のために

発　行	2013年7月5日　第1版第1刷©
編　集	山口　昇（やまぐち のぼる）
発行者	青山　智
発行所	株式会社 三輪書店
	〒113-0033 東京都文京区本郷6-17-9　本郷綱ビル
	☎ 03-3816-7796　FAX 03-3816-7756
	http://www.miwapubl.com/
装丁・本文デザイン	株式会社アイディープランニング
イラスト	keiko
印刷所	三報社印刷 株式会社

本書の内容の無断複写・複製・転載は，著作権・出版権の侵害となることがありますので，ご注意ください．

ISBN 978-4-89590-451-3　C 3047

JCOPY ＜(社)出版者著作権管理機構　委託出版物＞

本書の無断複写は著作権法上での例外を除き禁じられています．複写される場合は，そのつど事前に，(社)出版社著作権管理機構（電話 03-3513-6969, FAX 03-3513-6979, e-mail: info@jcopy.or.jp）の許諾を得てください．